美力を復元！

たった1分！あてるだけで

キレイが目覚めるドライヤーお灸

東京有明医療大学教授
川嶋 朗

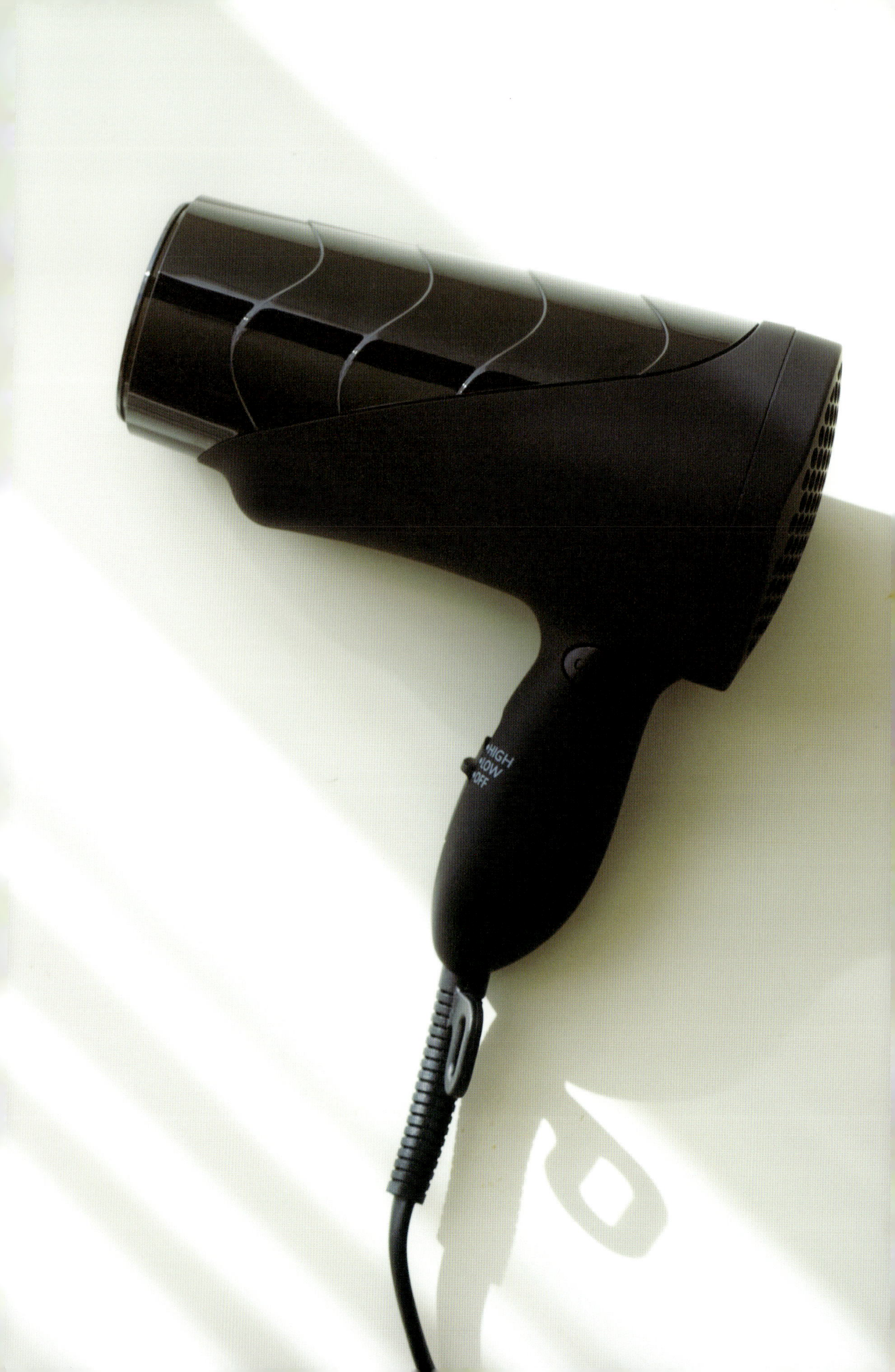
HIGH
LOW
OFF

ドライヤーお灸
とは…

美しさは健康の上に成り立つもの。つまり、キレイでいたいと願うなら、健康な体を維持しなくてはなりません。しかし、クリニックを訪れる人を診ていると、「体質だから」「年齢のせいで」と諦めつつある美しさに関する悩みや体の不調も、体が「冷え」ていることによる体内から発せられたSOSであることがほとんどです。お灸は2000年以上も続く東洋医学において、「冷え体質」を改善するセルフケアの王道です。ただ、素人がツボを的確に見つけて熱刺激を与えるのは難しい。そこで考えたのが「ドライヤーお灸」です。どこの家庭にもあるドライヤーの温風をお灸の代わりに使うことで、ツボのあたりに熱刺激を簡単に与えることができます。髪を乾かすついでやトラブルが気になったときに、いつでも手軽にできる美容＆健康法です。

CONTENTS

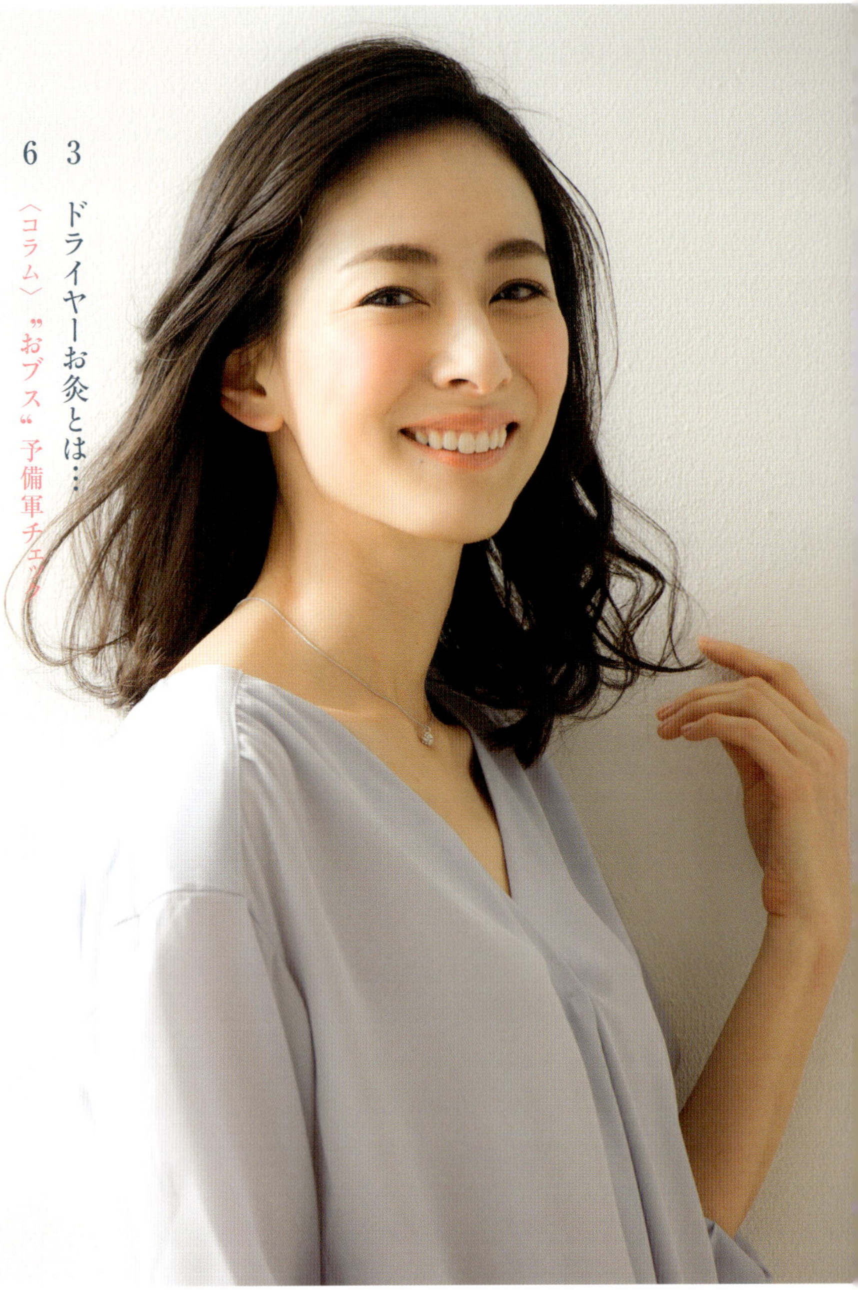

第2章

第3章

川嶋 朗 かわしまあきら

1957年東京都生まれ。北海道大学医学部在学中に東洋医学研究会を創設・主宰。その後、東京女子医科大学大学院修了。ハーバード大学医学部マサチューセッツ総合病院留学後、東京女子医科大学准教授を経て、現在は東京有明医療大学保健医療学部鍼灸学科教授に。一般財団法人 東洋医学研究所付属クリニック自然医療部門も担当。自然治癒力を重視し、近代西洋医学と、代替・相補・伝統医療を統合した医療を目指す。体温や冷えに関する著書や健康に関するテレビ番組への出演も多い。

読み始める前に……

“おブス”予備軍チェック

“おブス”と“キレイ”の差は、毎日の生活習慣が作り出している!?
あてはまるものに✔をつけてみましょう。

- □ ミニスカートやショートパンツなど露出が多いファッションが好き
- □ 甘いものが好きでよく食べる
- □ 冷たい飲み物をよく飲む
- □ お弁当やお惣菜を冷たいまま食べることがよくある
- □ 旬の食材を気にしたことがない
- □ 冬でも冷たいものを食べたり飲んだりする
- □ 睡眠不足である
- □ 朝食を抜くことが多い
- □ 体を動かす習慣がない
- □ ストレスが多い
- □ 冷暖房がきいた部屋にいることが多い
- □ おへそが出る下着を身に着けている
- □ 浴槽に浸かるよりシャワーで済ませることが多い
- □「○○だけダイエット」など極端なダイエットをしたことがある
- □ 生活リズムが不規則
- □ 食事の時間が決まっていない
- □ 暴飲暴食をしてしまうことがある
- □ 痛み止めや解熱剤をよく服用する

いくつあてはまりましたか？

これらはすべて、体内で熱を生み出すことができなくなり低体温を招く生活習慣です。多ければ多いほど“キレイ”から遠ざかる生活であるということ。チェックの数が多かった人はライフスタイルから改めることで低体温が解消され、脱“おブス”になれるはずです。

3個以下
いまのライフスタイルなら、低体温“おブス”のリスクは低いです。ストレスにならないようにチェックのついた項目を改善するよう意識しましょう。

4～5個
いまのライフスタイルなら、低体温“おブス”のリスクは高くはありませんが、この状態が続くと少しずつリスクが高まっていきます。チェックのついた項目をできるところから改善していきましょう。

6～7個
低体温“おブス”目前のライフスタイルです。生活を見直して、チェックのついた項目をどんどん改善していきましょう。

8～9個
低体温“おブス”になる可能性が高いライフスタイルです。もしかしたらもうなっているかもしれません。いますぐ生活習慣を全体的に見直して、体温を上げる努力を始めましょう。

10個以上
なんとなく不調が続いていませんか？　すでに低体温“おブス”になっている可能性が高いです。いますぐライフスタイルを見直して生活習慣を改めるとともに、積極的に体温を上げる努力が必要です。

第1章

“おブス”まっしぐら体質に
ドライヤーお灸が効果的!

“おブス”の原因が何なのか？
それがわかればキレイはすぐに手に入る！
年齢や体質を理由にせず、誰でもキレイを
目覚めさせることができるメカニズムを解説します。

私たちは”おブス“になる生活を送っている

なぜ”おブス“化していくのだろう？

いくつになっても「もっとキレイになりたい」「まだまだキレイでいたい」というのが女性の心理。メイクやヘアスタイル、ファッションなど、女性をキレイに演出する方法はいくらでもあります。でも、不自然な演出はキレイからかけ離れてしまいます。いきいきとした印象をもたらす自然体の美しさは、やはり、自身が美しくなくてはかもし出せません。そして、その美しさは健康な体の上にしかなり立たないのです。

「以前のような美しさを取り戻したい」「もっとキレイになりたい」「ここが変わればキレイになれるのに」とさまざまな努力をしているのに、結果がともなわないのなら、**”おブス“**になる本当の原因を知らないせいかもしれません。「体質だからしようがない」「年齢だからしようがない」「いまさら何かやっても変わらない」と諦めないで！原因を知ることで、キレイは意外と簡単に手に入るかもしれません。

”おブス“に悩む人の共通点は平熱の低さ

美容や体調の悩み、不調を訴えてクリニックにいらっしゃる方に平熱を聞くと、「平熱は35℃台で、36℃を超えたら熱っぽくてふらふらする」という方がたくさんいらっしゃいます。日本人の一般的な認識でいう平熱とは36・5℃。しかし、少なからず悩みを持つ人たちに、それだけの平熱の方はほとんどいません。彼女らだけが特別ではなく、現代の日本人の体温は、全体的にかなり低いのではないでしょうか。

１９５７年の調査では、日本人の平熱は36・9℃だったといいます。この50年で、日本人の体温がこんなにも下がってしまった理由はなんでしょう。それは、生活のスタイルの変化ではないかと思うのです。

現代文明生活が〝おブス〟を生んでいる

この50年で、この世の中はかなり楽で快適になりました。一年中どこでもエアコンがきいているため、季節を問わず暑さや寒さに悩むことがなくなりました。そのせいで、現代人は体に備わっている体温調節機能を鍛えられていないため、暑さや寒さに対応できなくなってしまったのです。

さらに、いつでもキンキンに冷えたものを口にできるようになったことで、内臓が冷える要因も増えました。冷えた内臓は働きが弱ってしまいます。併せて、飽食の時代のいま、冷えて弱った胃がたくさんのものを消化するため、かなりのエネルギーが必要となります。エネルギーを生むための血液は疲れた内臓に集まり全身にいきわたらなくなります。心臓から送り出された血液が熱を持って全身を巡るのですが、それが滞ると、全身がどんどん冷えていきます。

交通関係が便利になったおかげで、歩いたり走ったりすることが減りましたし、面倒な家事も、ボタンを押すだけで済むようになっています。普段の生活で体を動かす機会が格段に減ったことで、よほど定期的に運動をしている人でない限り、筋肉量が少ない状態です。体内の熱の3割は筋肉で生産されているのですが、筋肉量が少ないということは、自ら熱を生み出す力もないということになります。

かつての日本では、幼いころから、暮らしにくさという適度なストレスがあることで、抵抗力を身につけてきました。現代社会では、この適度なストレスのない楽で快適な文化的な生活が当たり前になっていることで、人間が本来持っている機能が十分に働かない状態になっているのです。抵抗力はもちろん、順応性もなくなっています。自分で環境に合わせて体調を整えられる丈夫な体にすることができないため、病気になりやすいのもそのせいでしょう。

過剰なストレスが原因で自律神経も乱れている

適度なストレスは心身を強くしていきますが、過度なストレスは、人間本来の機能がうまく働くように指揮する自律神経に悪影響を及ぼします。自律神経は、緊張をつかさどる「交感神経」とリラックスを担当する「副交感神経」の2種に分かれており、6対4のバランスで働くのが理想です（自律神経については、14〜15ページ参照）。

しかし、精神的や肉体的なストレスが過剰にかかると、「交感神経」が強く働いてしまい、常にエンジンがフル回転しているような状態になって体調不良を引き起こしてしまいます。この状態が続けば、血管が収縮し続け体温が低くなります。ストレスのない現代人はほとんどいません。〝おブス〟や不調に悩むのも、当たり前といえば当たり前なのです。

もしかしたら"おブス"も体調不良も冷えのせいかも？

平熱が35℃台なら「低体温」
体が発するSOSを見逃すな！

あなたは、自分の平熱を知っていますか？
クリニックを訪れる方の多くが、平熱35℃台。
実はこれ、非常に危険な状態です。

体内の温度は、体表の温度プラス1度。「低体温」は体内で熱エネルギーがつくられない状態で、体表や末端だけでなく、内臓周辺の温度まで37℃を下回っている状態を言います。寒い季節だけに起こる症状と思われがちですが、そうではないのです。

“おブス”の原因は低体温のせいかも…

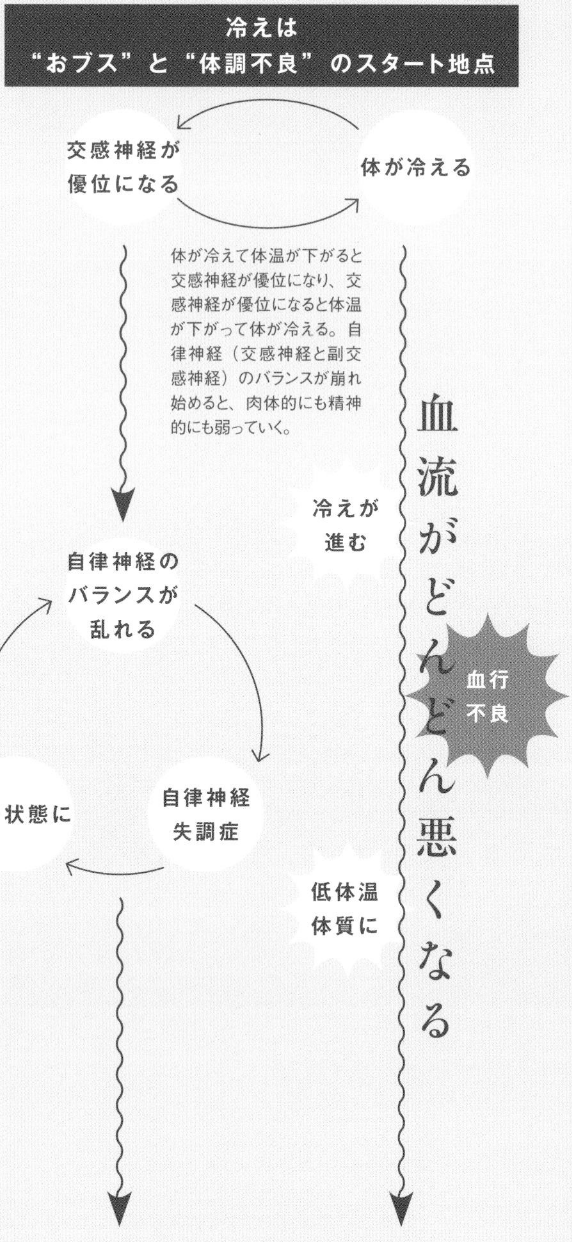
うつ状態に
さまざまな不調が起きてくる

自律神経のバランスが崩れ始めて血流が悪くなった体は、さまざまな部分に不調を感じ始める。免疫力がどんどん下がるため、病気になりやすい体質に。原因がわからない不調のほとんどがこの状態から生まれている。

体温が36℃以下の「低体温」になると、新陳代謝が低下します。放置すれば自律神経失調症になってしまいます。免疫力も低下するので、病気やトラブルに襲われやすくなったり、アレルギーの症状があらわれはじめたりします。しかも、35・0℃ではがん細胞も増殖しやすいのです。

もし平熱が35℃以下なら、ギリギリ生命が維持されているレベル。危機的状態ともいえます。冷えを感じていても感じていなくても、症状に自覚があってもなくても、体温が36℃以下の人の体内では、日々、重大なことが起こっているのです。

自律神経のリズムが崩れると体が正常に機能しなくなる

人間は外気によって体温を変えず一定に保つ恒温動物なので、寒い季節に体表が冷えてくると、もともと備わっている体温調節機能で体温を上げようとします。交感神経を優位にしてエンジンをフル回転させ、冷え切った体の体温を上げ続けたらどうなるでしょう。自律神経は「交感神経」「副交感神経」が交互に優位になるリズムで健康な心身を保っていますが、そのリズムが乱れてしまいます（自律神経については14〜15ページを参照してください）。

「交感神経」は血管を収縮させるので、血液が滞り、その結果、体温が上がらずに冷えが一層悪化します。全身の細胞にくまなく必要なものを運び、不要なものを回収して排出する役割である血液が巡らないということは、体内でさまざまな機能がストップしてしまうということです。栄養や酸素が行きわたらないうえ、入ってきた病原菌やウイルス、がん化する恐れのある傷ついた細胞などが体に残る……これが不調の根本的原因です。つまり、冷えこそが、〝**おブス**〟や〝体調不良〟を引き起こす原点（スタート地点）なのです。

温め習慣を取り入れれば不調が次々に解消していく

温める習慣をつけただけで、病の進行が穏やかになり、それ以外の気になっていた不調までどんどん消えていった、という方が多くいらっしゃいます。これこそ、冷えがすべてに繋がっている証拠。

もし、原因にとくに心当たりがない不快な症状やなんとなくの不調、気になるちょっとした異変などを感じているならば、それは体内からのSOS！「病気ではないから」「体質だから」とそのSOSを無視し続けていると、いずれ重大な病に進行してしまう可能性も。

もっとキレイになるために、いつまでも若々しく元気でいるために、そのSOSを見逃さず、メッセージを受け取って早めにケアし、正常な状態にシフトしていくことが大事なのです。

リスクが高まってしまう

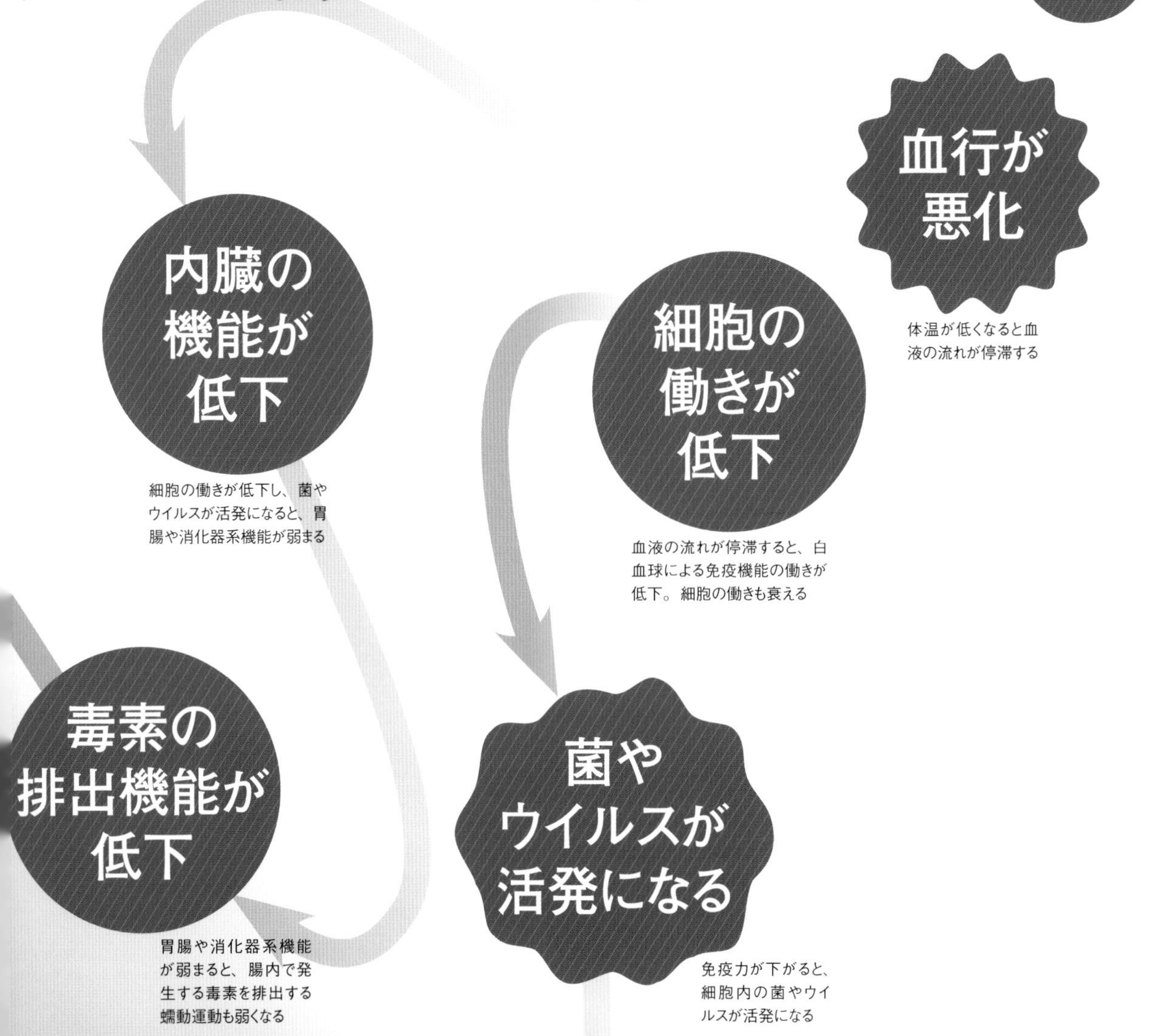
低体温
血行が悪化
体温が低くなると血液の流れが停滞する
細胞の働きが低下
血液の流れが停滞すると、白血球による免疫機能の働きが低下。細胞の働きも衰える
菌やウイルスが活発になる
免疫力が下がると、細胞内の菌やウイルスが活発になる
内臓の機能が低下
細胞の働きが低下し、菌やウイルスが活発になると、胃腸や消化器系機能が弱まる
毒素の排出機能が低下
胃腸や消化器系機能が弱まると、腸内で発生する毒素を排出する蠕動運動も弱くなる

そういえば……のあの症状も深刻な病気も「低体温」が原因

「冷え」はさまざまな不調を引き起こします。肌荒れ、肌のくすみ、肥満、アレルギー、生理痛やＰＭＳ、更年期障害、慢性疲労、ふらつき、うつ、痔、頻尿、イライラ、糖尿病、倦怠感、むくみ、大汗、不眠……。「病院に行くほどでもないかな」と思うような症状や原因がわからないけど長年抱えている慢性的な悩みまでさまざま。そのなかでも代表的なものが、「肩こり」「お腹の不調」「頭痛」の３つ。いずれも原因をたどっていくと、「冷え」からくる血行の滞りです。

「冷え」は深刻な病気の引き金になります。たとえば「がん」は「低体温」による「免疫」および「代謝」の低下と「自律神経」の乱れで引き起こされるといわれています。

健康な状態なら、「免疫」というシステムが機能して、体の中に細菌やウイルスが侵入しても退治します。その免疫システムの要を成すのが血液のなかの白血球です。白血球には、「顆粒球」「リンパ球」「単球」などの種類がありますが、「顆粒球」は細菌類を処理し、「リンパ球」は抗体をつくって敵を退治するなど、それぞれが役割を分担して働いています。「がん」を退治する「ＮＫ細胞」も、免疫反応に直接働く「リンパ球」の一種です。

免疫細胞である「リンパ球」は体を温めると増えます。がん患者から「リンパ球」を採

低体温を放置しておくと、病気の

取し、活性化したり増殖させたりしてから戻す免疫細胞療法というがん治療がありますが、結果が思わしくなかった患者さんに、湯たんぽを使って温めるよう勧めたら、よい結果が得られ、他の症状まで軽くなり、体調がよくなっていきました。

体温を2℃高めにする温めることで「がん」は予防できる

人の体は、約37兆個もの細胞でつくられています。細胞に高熱を加えると、その刺激によって細胞はダメージを受けますが、同時にダメージを元どおりに修復する「ヒートショックプロテイン（ＨＳＰ）」というたんぱく質が生成されることがわかっています。

毎日のストレスが活性酸素を生み出し、遺伝子を傷つけています。患部を体温より2℃ほど高い38～40℃に温めるとＨＳＰが生成され、遺伝子を含めた細胞の異常を修復します。ひどく傷ついて修復が不可能な場合はそのまま体内に残ってがん化させないよう、細胞を死に導いて排除します。

ＨＳＰは体温より2℃高いときに最も効率よく生成されるので、体温が低くても高くても、温める習慣を身につけておくべきです。

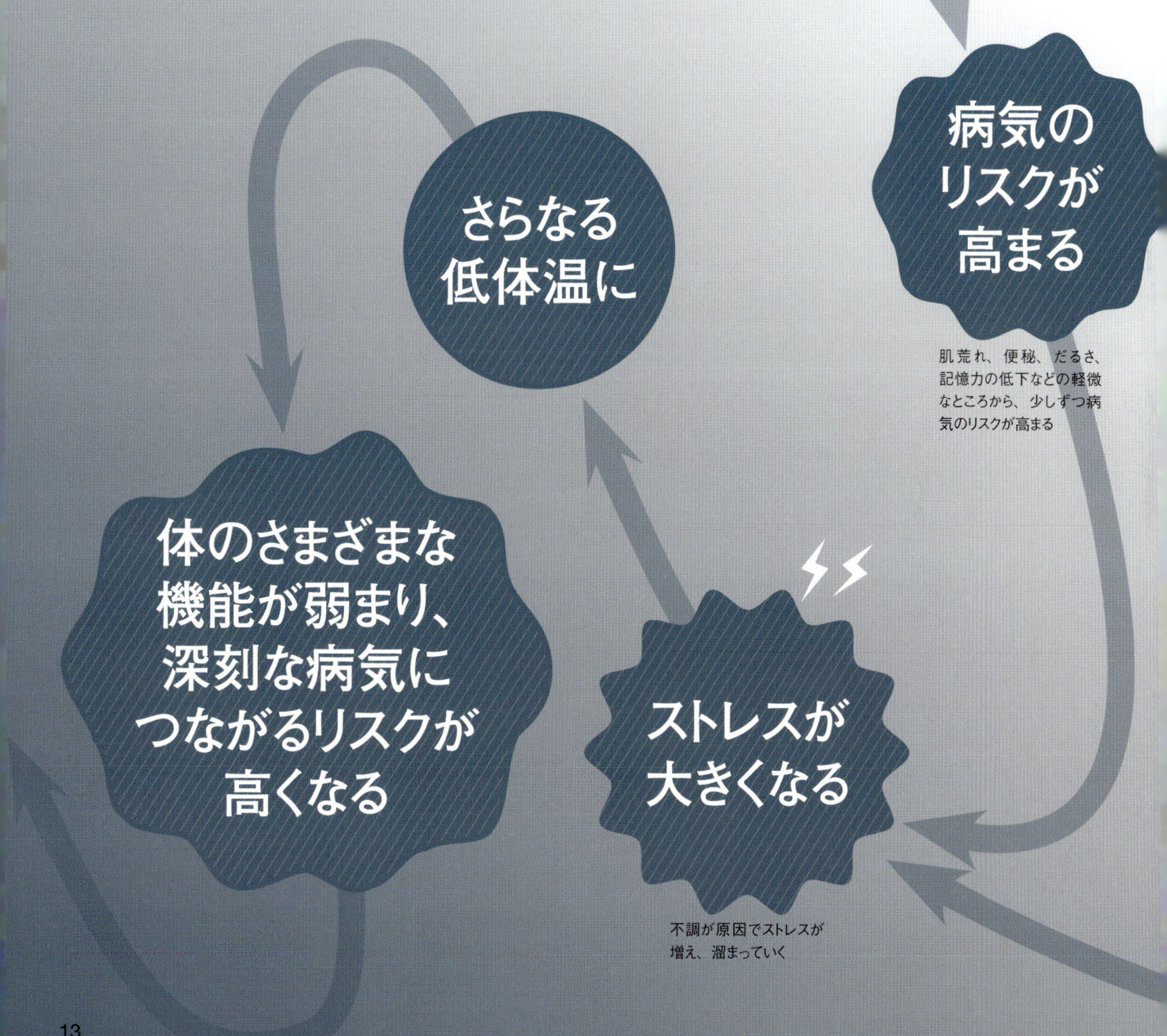
病気のリスクが高まる
肌荒れ、便秘、だるさ、記憶力の低下などの軽微なところから、少しずつ病気のリスクが高まる
さらなる低体温に
体のさまざまな機能が弱まり、深刻な病気につながるリスクが高くなる
ストレスが大きくなる
不調が原因でストレスが増え、溜まっていく

自律神経ってそもそも何？

無意識の中で働く心身に備わった機能

自律神経とは、人間が生きていくために無意識のうちに心身の機能を働かせる神経のことをいいます。手足は自分の意思で動かすことが可能ですが、内臓や血液などは自由に動かせません。心臓は意識しなくても勝手に動き、胃に食べ物が入れば自動的に消化活動がおこなわれ、栄養は血液によって全身に運ばれます。運動をすれば心拍が上がり、暑い日は体温調節のために汗が自然と分泌されます。寝ているときは意識しなくてもきちんと呼吸ができています。このように自分の意思とは関係なく、胃や腸の働きや心臓の拍動、代謝や体温の調節など、人間が生命を保つうえで、欠かせない働きは、自律神経によるものです。

自律神経は2種類「交感神経」と「副交感神経」

自律神経には、「交感神経」と「副交感神経」の2種類があります。

「交感神経」はたとえるならアクセル。起きている昼間に優位になる、緊急的にがんばるための神経です。具体的には、激しい運動、興奮や緊張時や危機を感じているとき、がんばって働いているときなどに働きます。

「副交感神経」はたとえるならブレーキ。夜寝ているときに優位になる、リラックスさせる神経です。具体的には、睡眠時、休息時などリラックスしているときに働きます。

現代人はストレス過多で交感神経を発動させやすいので、副交感神経の働きが低下しやすくなっています。

心身を健やかに保つためには、この2つの神経が交互に優位になる状態が理想です（75ページのグラフ参照）。しかし、ストレスが多い現代社会では「交感神経」を無駄に高ぶらせることが多いため、「副交感神経」が働かなくなり、体の回復力が低下してさまざまな不調が起こりやすくなっている人が多いのです。

自律神経の乱れが「冷え」を引き起こす

自律神経の機能のひとつに、体温のコントロールがあります。寒いなかでも体温が下がらないように身震いして熱を生み出したり、

交感神経と副交感神経の働きと心と体の関係

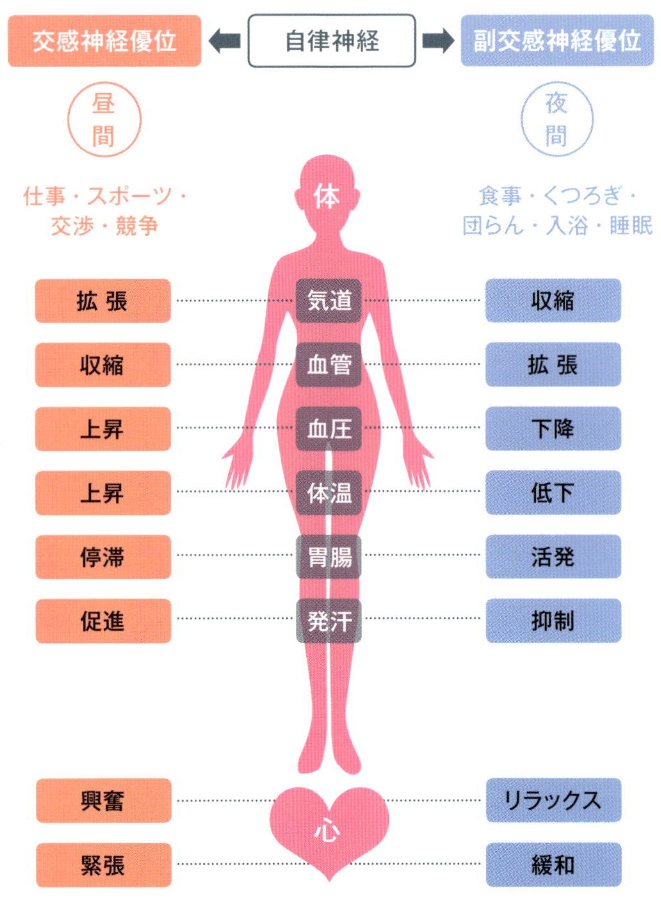

暑いなかでも体を高熱から守るために汗を分泌して熱を放出したりするのです。
　肉体的や精神的なストレスを感じると、「交感神経」が優位になりますが、このとき血管は収縮してしまうので、この状態が長く続くと全身に熱が巡らず冷えてしまいます。過剰なストレスで「交感神経」が強く働く状態が続くと、体温はさらに下がってしまうのです。

自律神経のバランスが乱れてしまったら……

　私たちは疲れて休みたいと思っても仕事したり、リフレッシュしなくてはと無理して遊んだり、無理に無理を重ねてしまいがちです。「交感神経」が強く働く状態が続くと、自律神経系から疲弊してしまい、たとえば暖かい部屋に入っても手足は冷たいままで、のぼせている状態が続きます。なんとも不快です。自律神経失調症とは、このように自律神経が調整機能を失うことなのです。
　自律神経を正常なバランスに戻すには、体の摂理に合わせて、昼間は「交感神経」を優位にして活動し、夜は「副交感神経」を優位にして心身をゆっくり休ませるのが一番です。体を温めることは、正しいバランスに導くあと押しにもなります。

あなたは大丈夫!?

自律神経チェック

あなたの冷えの原因は、もしかしたら自律神経の乱れかも？　あてはまるものに✔をつけてみましょう。

- □ なんとなく体調がすぐれない日がよくある
- □ 寝ても寝ても体調不良が治らないことがある
- □ のぼせやすい
- □ 深く眠れない
- □ 生理痛がひどい
- □ 生理不順である
- □ 肩がよくこる
- □ 頭痛もちである
- □ 手足が冷たい
- □ 疲れやすい
- □ 低血圧である
- □ 風邪をひきやすい
- □ トイレが近い
- □ 平熱が36℃以下である
- □ 便秘ぎみである
- □ 太りやすい
- □ むくみやすい
- □ 気分が落ちこみやすい

心あたりがあるものに✔をしてみましょう。いくつありましたか？
✔の数が多いほど、自律神経のバランスが崩れています。
自律神経のバランスが整えば、キレイも健康も取り戻せます。

「冷え」を重要視する東洋医学

「冷え」は東洋医学では「未病」ととらえる病の前兆

「冷え」という考え方は、生理学的には循環不全の一種ととらえれば理解できます。血液の温度が下がって血流が悪くなると代謝が低下し、体が熱をつくれなくなってさらに冷えます。

一方、東洋医学において「冷え」は、単に冷えている症状をいうのではなく、体全体のバランスが崩れて起こります。さまざまな病気を引き起こす前兆という意味で「未病」ととらえるのです。ですから、「冷え」を非常に重視します。

東洋医学の代表である漢方医学には、人間の体は「気《き》」「血《けつ》」「水《すい》」の三つの要素でできているという概念があります。「血」は血液、「水」はリンパ液などの体液ですが、「気」は生命をつかさどる根源のようなもので、目で見ることも触ることもできないのでイメージしにくいかもしれませんが、エネルギーと考えると理解しやすいかもしれません。

「気」が十分に満ちて常に活動している状態を「正気」、すなわち健康と定義し、逆に不足していたり活動がうまくいっていなかったりする状態を「病気」といいます。「病は気から」といいますが、気持ちの問題という意味ではなく、まさに「気」のせいなのです。

「気」は健康に生きるために必要なエネルギー

「気」には、「先天の気」と呼ばれるものと「後天の気」と呼ばれるものがあり、どちらも元気に暮らすためのエネルギーですが、生まれたときにすでに体に備わっている「気」が「先天の気」で、食べものや呼吸によってあとから加わった「気」が「後天の気」です。

どちらの「気」も蓄えている場所が「腎《じん》」です。「胃《い》」と「脾《ひ》」は食べ物を消化し、その「気」を「心《しん》」の推進力で「腎」へと送る臓器です。「脾」は胃腸のこと。つまり、「気」を増やして巡らせる胃腸を丈夫にすることこそ、元気の原点というわけです。

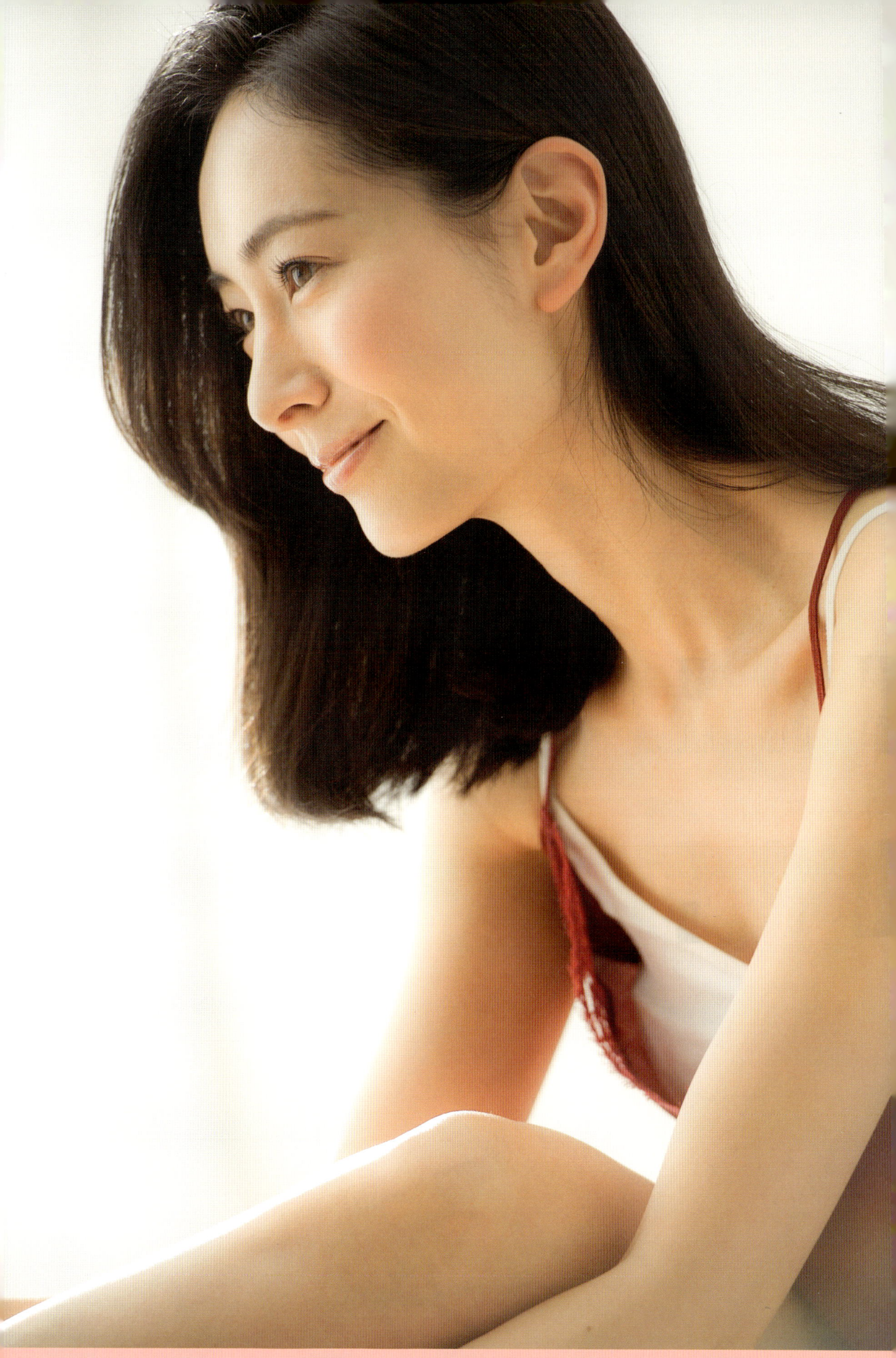

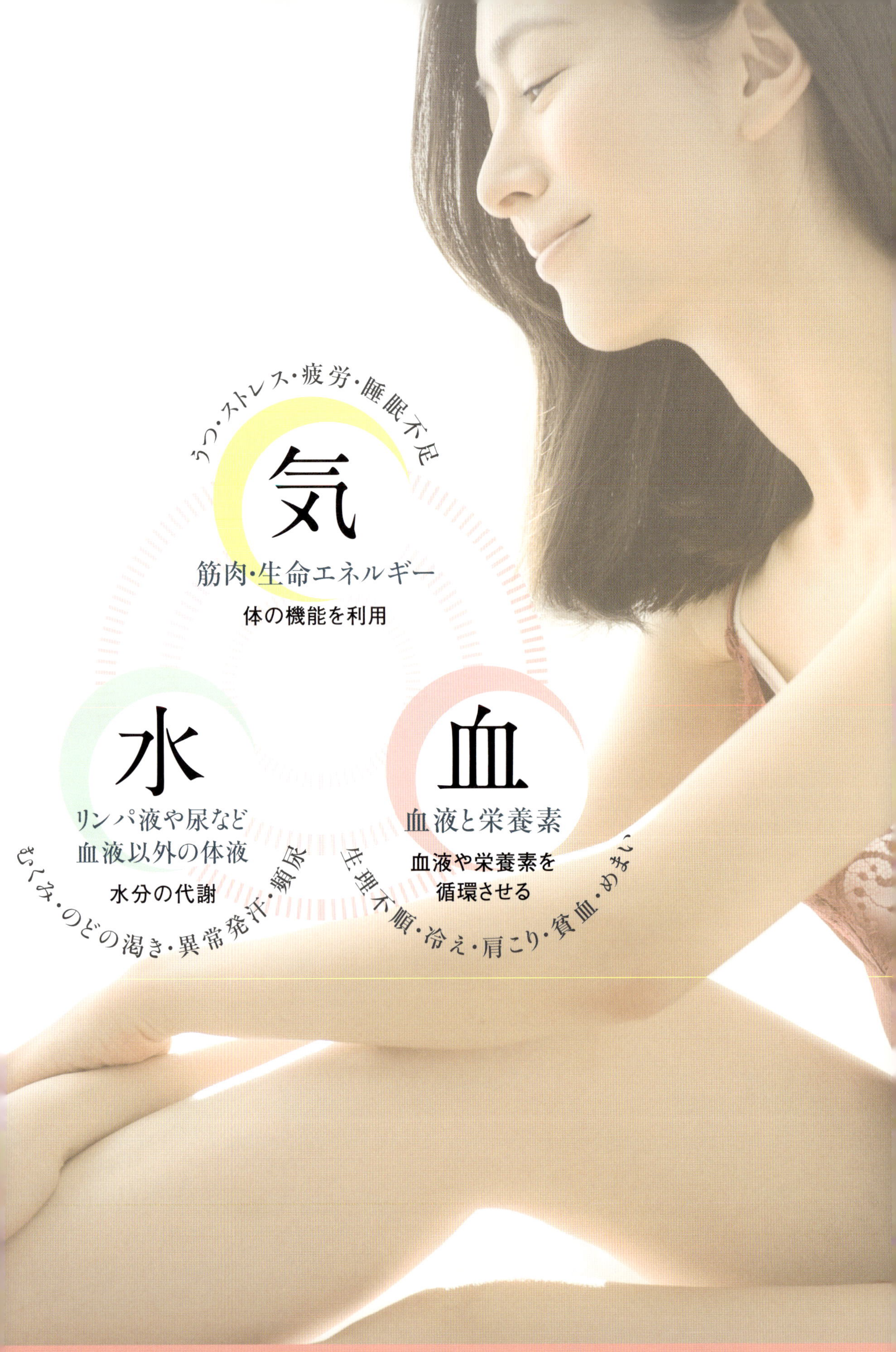

うつ・ストレス・疲労・睡眠不足
気
筋肉・生命エネルギー
体の機能を利用
水
リンパ液や尿など
血液以外の体液
水分の代謝
むくみ・のどの渇き・異常発汗・頻尿
血
血液と栄養素
血液や栄養素を
循環させる
生理不順・冷え・肩こり・貧血・めまい

「気」「血」「水」のバランスが乱れると「冷え」てしまう

「冷え」は、「気」「血」「水」のバランスが乱れ、順調に巡らず滞ることで起こります。「冷えは万病のもと」といわれるのは、冷えていると、体の新陳代謝や免疫力が低下するためと考えれば理解できるでしょう。

「気」が不足するのを「気虚《ききょ》」、血が足りなくなるのを「血虚《けっきょ》」、血が滞るのを「瘀血《おけつ》」といいますが、いずれも「冷え」の原因でもあり結果でもあります。乱れた「気」「血」「水」のバランスを整えるために使われるのが、漢方薬、按摩、マッサージ、指圧、鍼灸、気功などです。

「気」が交わるところに内臓につながるツボがある

漢方医学では、体の中を「気」「血」「水」が流れていると考えます。このうち、「気」が流れるルートを経絡《けいらく》と呼び、五臓六腑を表す名前がそれぞれについています。

体を縦に走るルート（経脈）は、「肺経《はいけい》」、「大腸経《だいちょうけい》」、「胃経《いけい》」、「脾経《ひけい》」、「心経《しんけい》」、「小腸経《しょうちょうけい》」、「膀胱経《ぼうこうけい》」、「腎経《じんけい》」、「心包経《しんぽうけい》」、「三焦系《さんしょうけい》」、「胆経《たんけい》」、「肝経《かんけい》」の12種と「任脈《にんみゃく》」、「督脈《とくみゃく》」の計14種です。これとは別に、体を横に走るルート（絡脈）もあり、その縦と横のルート上にツボがあります。

ツボへのアプローチで体の内部までケアが可能

ツボは、約2000年前に中国で誕生した漢方医学に登場する体の要所のことで、経穴《けつ》ともいいます。全身に361カ所あり、ここを指先や鍼、お灸で刺激することで、体調を整えることができます。

体の内側にある内臓は直接見たり触れたりすることができませんが、「気」の交差点であるツボを体の表面から刺激することで、経絡を通じて調子の悪い臓器に働きかけることができます。足三里（22ページ参照）を押さえると胃腸の調子がよくなるのは、鼻から始まり胃腸を通って足に抜ける「胃経」という経絡が通っているからです。

西洋医学では説明がついていない症状も、ツボを刺激することで、症状が改善することが大いにあります。

［阿《あ》是《ぜ》穴《けつ》］

ツラい（痛い）と感じる部分（局所）を温めたり軽く押したりすると心地よく感じる場所のこと。人によって場所はまったく変わりますが、漢方医学ではツボのひとつとみなします。肩こりをしやすい人なら肩のどこかなど、たいていは不調を感じている局所の近くにあります。

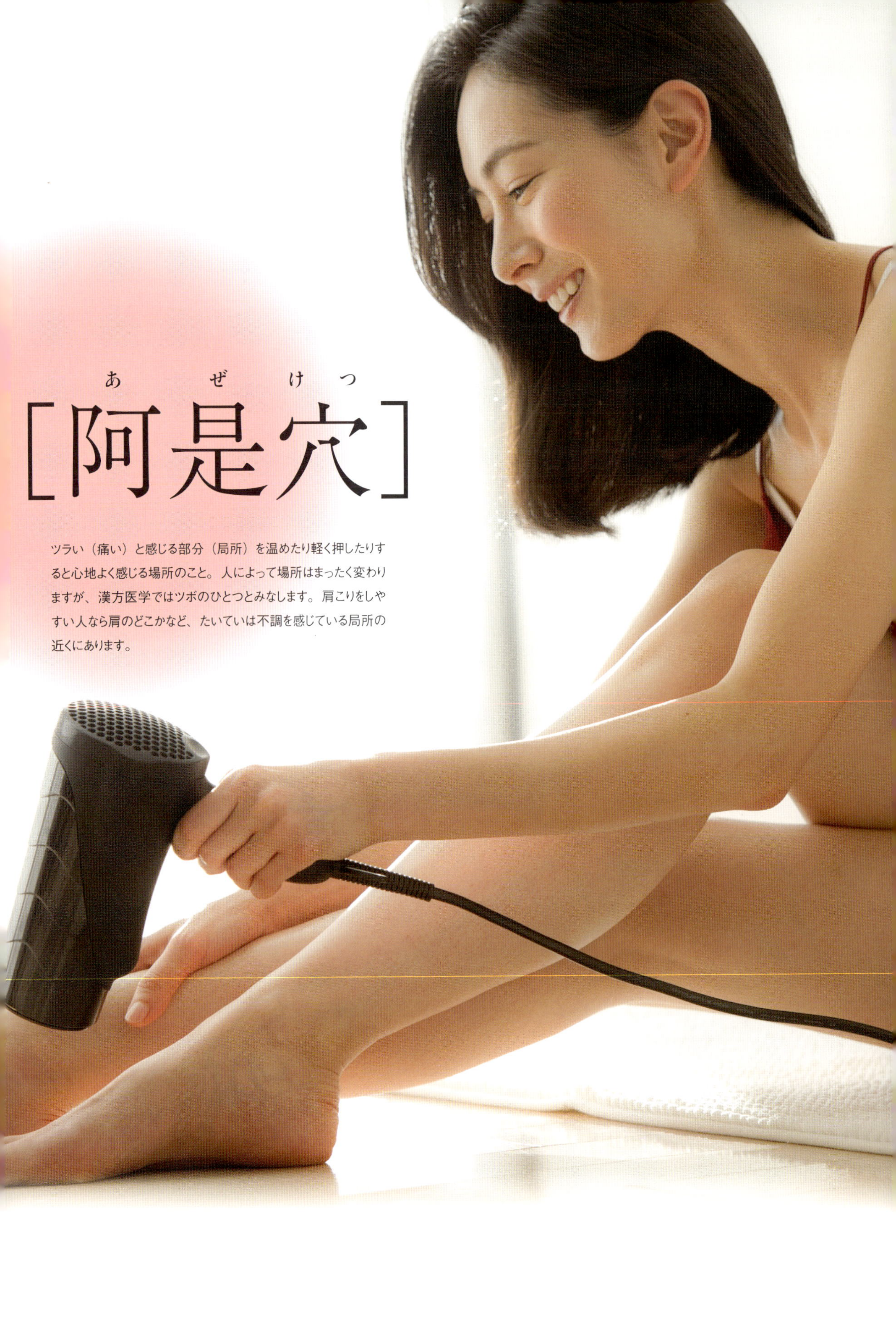

ツボへの熱刺激で体調不良が大きく改善

「気」「血」「水」のバランスを整えるのはツボへの刺激が効果的です。代表的な方法としては、押す（指圧）、もむ（マッサージ）、触れる（気功）、ハリを刺す（鍼）、もぐさを燃やして温める（お灸）といったものが知られていますが、これらのうち、熱によってツボを刺激して体調を整えるお灸は、非常に大きな効果が得られる治療法です。とくに、体温の低い現代人にとっては、温め効果も期待できるというすぐれもの。

ただ、ツボには個人差があり、人によって微妙に位置が違います。体調や日によって少しずれる場合もあるのです。また、火をつけてすえるもぐさのお灸は、熱さの加減が難しくやけどの心配があるうえ、セルフケアでは行うことが難しいツボもあるため、素人が手軽に始めるには難易度が高いのが難点！ しかし、もぐさのお灸に最も近い方法でツボに熱刺激を与えられる方法に、ドライヤーの温風をあてるというのがあります。症状や悩み、目的に合うツボに熱刺激を与えて、健康美を手に入れましょう。

ツラすぎるときはまず「阿是穴」とりあえずなら「主要4ツボ」

ツボをさぐる時間も短縮したいくらい一刻も早くツラい症状を緩和したいというときは、ツラいと感じるところあたりを広く温めることから始めましょう。温めていると「熱い」と感じる点が見つかる場合があります。実はそこがそのツラい症状に合うツボだったりするのです。この点を「阿是穴」といいますが、先に「阿是穴」で症状を緩和してから、目的に合ったツボへのアプローチをするのもありです。

具体的に「ここに異変がある」「ここがツラい」というわけではなく、全体的な美や健康の底上げを目指すなら、とりあえず押さえておきたいツボが4つあります（22ページ参照）。たくさんの経絡が交差している「足三里《あしさんり》」「三陰交《さんいんこう》」「百会《ひゃくえ》」「湧泉《ゆうせん》」です。1つのツボで多くのケアができるため、手っ取り早く全身のバランスを整えたい人にはオススメしています。この「主要4ツボ」を定番にし、あとはその日によって気になるところに応じたツボをケアしていくことで、より効果が高まるはずです。

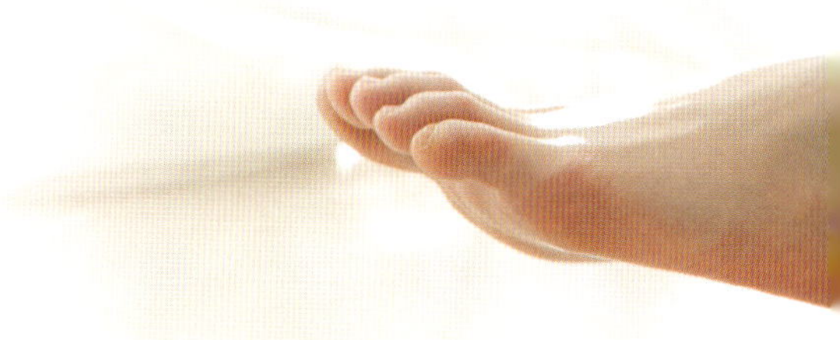

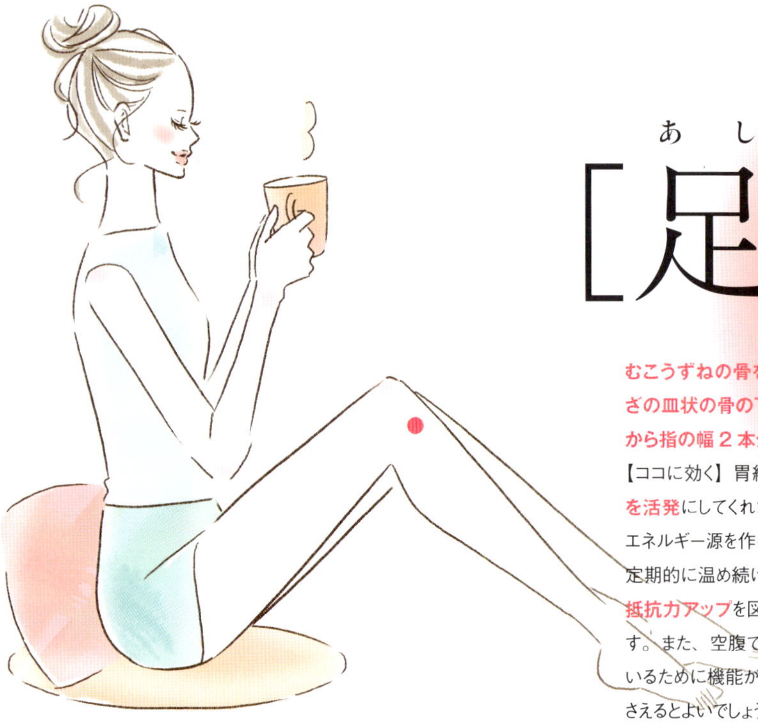

［足三里《あしさんり》］

むこうずねの骨を下側から指で探っていくと、ちょうどひざの皿状の骨の下にごつごつとしたふくらみがあり、そこから指の幅２本分外側の場所。

【ココに効く】胃経にあるツボで、**胃腸の調子を整える働きを活発**にしてくれます。漢方医学では、健康に暮らすためのエネルギー源を作る胃と脾をとても重視しています。このツボを定期的に温め続けると、**健康維持、体力増進、体温・免疫力・抵抗力アップ**を図ることができるほか、風邪の症状にも効きます。また、空腹でもないのにお腹が鳴るときには、胃が冷えているために機能が低下していることが多いので、このツボを押さえるとよいでしょう。

なら「主要4ツボ」を

［三陰交《さんいんこう》］

内くるぶしの突き出した骨から、指の幅３本分ほど上に進むとすねの骨があり、この後ろの少しくぼんだ場所。指で押すと鈍い痛みを感じる。

【ココに効く】脾経、腎経、肝経という重要な３つの経絡が交わっているツボなので、この名前で呼ばれている。つまり、**一度に３つの経絡を刺激できる便利な万能ツボ**だと言えるでしょう。ここにドライヤーお灸をあてると、**体全体を温める**ことができます。また、体力の回復、さらに**女性の月経、更年期などにまつわる不調**にも効果があります。ただし、妊娠初期の方はココに強い刺激を与えないようにしてください。

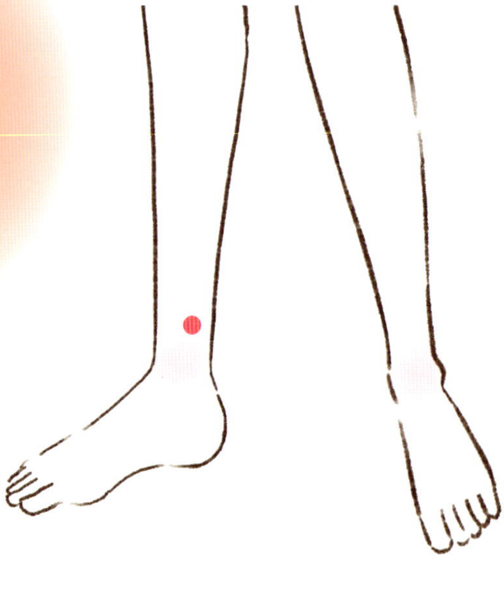

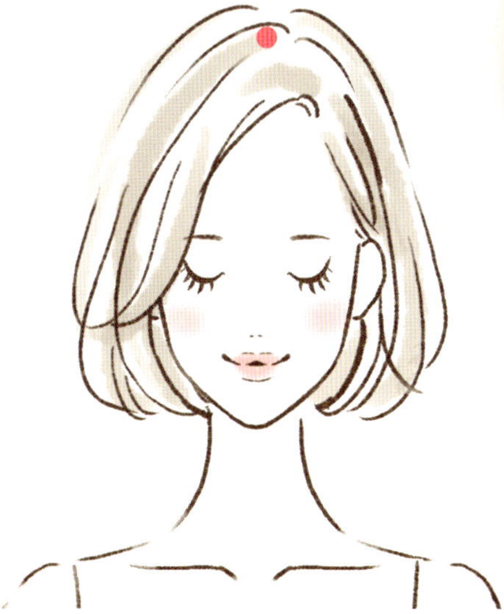

［百会《ひゃくえ》］

頭のてっぺんのほぼ真ん中。左右の耳に親指を入れて両手で頭を抱えるようにしたとき、中指の先同士が合わさる場所。強く押すと鈍い痛みを感じる。

【ココに効く】多くの経絡が交じり合うポイントにあるので、この名前で呼ばれます。**体全体のバランスを調整し、痛みも和らげてくれる万能なツボ**。ちょっとした体の不調ならば、ここを押すだけで改善することも多いので、覚えておくとよいでしょう。このツボに毎日ドライヤーお灸をあてると**健康増進効果**が得られます。**精神的な問題にも効果がある**ので、**ストレスを感じやすいとき**はこのツボを刺激してください。

「冷え」の予防目的

［湧泉《ゆうせん》］

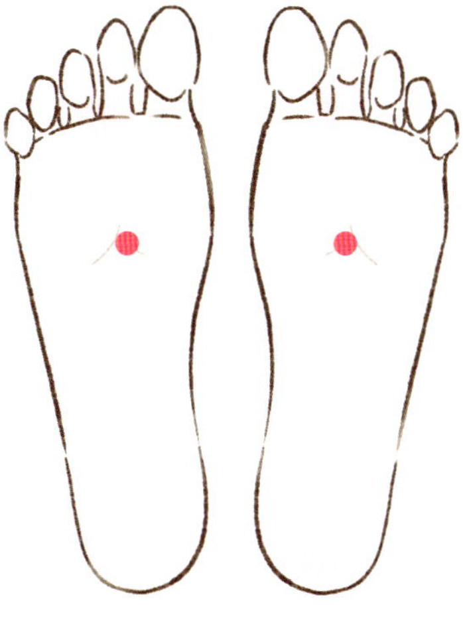

足の裏側、親指と人差し指の付け根からのふくらみと、中指と薬指と小指の付け根からのふくらみが交わるあたりにあります。手で足を掴んだときにできる人という文字のしわのちょうど真ん中です。

【ココに効く】腎経の出発点にあたるツボです。ここにドライヤーお灸をあてると、**先天の気を蓄えている人の働きが活性化されて、老化によっておこる腎機能低下、虚脱感、疲労などの「腎虚」を改善**し、**体力と気力を高める**ことができる。刺激するだけで元気が泉のように湧いてくる大切なツボで「湧泉」と呼ばれる。

“キレイ”を復元する ドライヤーお灸のやりかた

気になるところやツボに ドライヤーの温風をあてるだけ

東洋医学のセルフケアの中でもとくに効果が高いことで知られる「お灸」を、誰でも手軽におこなえるよう考案したのが「ドライヤーお灸」です。ツラいところや気になる悩みに対応するツボにドライヤーの温風をあてるだけ。もしツボが少しずれていたとしても広く温熱を与えられるドライヤーなら、間違いなくフォローできます。ツボを指で数回押してから熱を与えることで、より効果が高まります。

ツボに熱刺激を与えることが目的なので、お灸治療と同じく「熱い！」と感じるまで温めるのがポイント。その「熱い！」という感覚は自分でしかわからないので、他人に「ドライヤーお灸」をするのは控えましょう。ツボへの熱刺激を狙うのではなく温風で温める程度ならOKです。

1 ドライヤーの風を低温風（50～60℃）に設定する

肌にあたったときに心地よいくらいの温度と風量がベストです。風量や温度の調整ができるものならば、低温で弱風のものを選びましょう。調整できないなら吹き出し口の距離で調整を。

2 吹き出し口を肌から5～10cm程度離して低温風をあてる

吹き出し口を肌から10cm程度のところにして温風をあてます。約1分程度、温風をあてていると、とくに熱さを感じる小さなポイントが見つかります。そこが弱っている部分のツボです。

3 「熱い!」と感じたら吹き出し口を離す

吹き出し口をツボに向けて近づけ、温風をあて続けます。「熱い！」と感じたらすぐに吹き出し口を離しましょう。何度繰り返してもOKです。

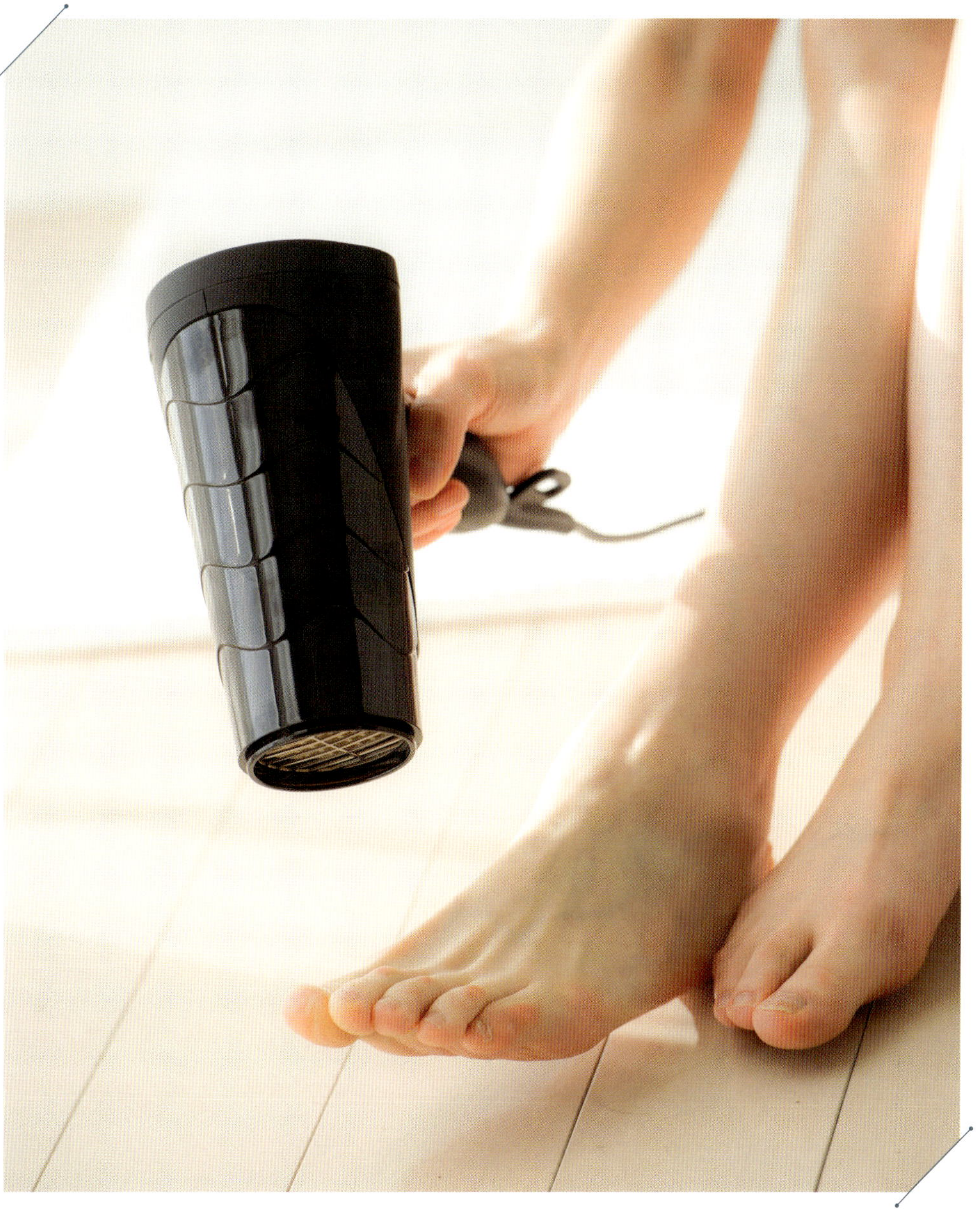

これだけは注意!

1：粘膜、怪我をしているところ、痛めて熱をもっているところにはあてない
2：妊娠中の女性はあてないほうが無難（刺激しないほうがいいツボもあるため）
3：他人にはおこなわない（火傷のおそれがあるため）
4：「熱い!」と感じたらすぐ離す（我慢しすぎは火傷のおそれがあるため）

おすすめドライヤー

強すぎる風や熱すぎる風は、肌のうるおいを奪ってしまいます。肌の乾燥が気になるなら、髪にうるおいを与えるマイナスイオンを発生するドライヤーで、低温の弱風が出るものを選びましょう。髪に優しいドライヤーなら肌にも優しいと思ってよいでしょう。もし手持ちのドライヤーで肌の乾燥や肌荒れが気になるなら、肌に直接温風があたらない方法を。薄手の服や下着、タオルの上から温風をあててもかまいません。

脱“おブス”ライフQ&A

平熱が35℃くらいですが、**冷えでツラいという感覚がありません。**それでも「冷え性」なのでしょうか？

A 冷えているのに「冷え」の自覚がない人、意外と多いですが、これこそ危険な「隠れ冷え性」です。冷えていても「冷え」を感じられないということは、すでに体温調節機能がおかしくなっている証拠です。「冷え」を感じていなくても、いざ体を温めてみると、いままでにない心地よさを感じて体が楽になるのを実感できるはずです。

熱めのお湯で半身浴より、**ぬるめのお湯に長時間浸かる全身浴**のほうがいいですか？

A 冷えを感じている人にとっては、肩まで浸かる入浴方法のほうが断然オススメです。半身浴より全身浴のほうが水圧がかかり心臓に戻る血流が増え、結果的に全身をめぐる血流が増え全身が効率的に温まるからです。長時間浸かっていても苦しくならない38～40℃のお湯で、ゆったりと浸かりましょう。ただし、心臓が弱い人は水圧で負担がかかるので、半身浴のほうがオススメです。

寝るときに靴下は履くべきですか？ **履かないほうがいいという説**もありどちらが正しいのでしょうか？

A これは人によります。靴下を履いて寝ると汗をかく人には履くことを勧めません。汗のせいで、より「冷え」を招いてしまうからです。しかし、靴下を履かないと寒すぎてちゃんと眠れないという人なら、履くべきです。「冷え」を感じる程度は個人差があります。自分が心地よいと思うほうを選べば、おのずと合う冷え対策になっているはずです。

体を温めるために**川嶋先生が実際に使っている**オススメのアイテムはなんですか？

A 温まったら別のところに移動させて使えるという意味で、ゆたんぽがオススメです。仕事中は充電式の湯たんぽで、お腹や太もも、腰まわりを順繰りに温めています。15分程度の充電で2時間程度温かいうえ、小ぶりで手軽に扱え、やけどなどの心配もないというのもいいですね。

祖母も母も「冷え性」。これって遺伝かもしれないし「冷え」る体質なので治りませんよね?

A 生まれ持った体質は変わりませんが、症状を緩和することはできます。逆に、「冷え」体質ではなくても日ごろの生活しだいで、冷えの症状を強めてしまうこともあります。体質だからといってあきらめないで！「冷え」体質は努力で改善することができますよ。

気になる症状がなくてもドライヤーお灸は効果ありますか?

A 体を温め、本来の機能を活性化することは、アンチエイジングにもなります。具体的な悩みがなくても、主要4ツボ（22〜23ページ参照）にドライヤーお灸をするだけで、気づいていなかった小さな不調が改善され、もっと調子がよくなり、ますます若々しくキレイになれるはずです。

「冷え性」と「低体温」って同じですか?

A 「低体温」は体のなかで熱を生み出せない、体温が低い人のことをいいます。「冷え性」は「冷え」を感じているすべての人のことを指すので、「低体温」も含まれます。平熱36・5℃前後が理想ですが、36℃台ならそこまで問題ではありません。35℃台以下の人は低体温です。外から温めつつ、熱を生み出す体にする努力をしましょう。

いままで運動習慣がないのでハードな運動は続かないかも……。年齢問わずできる川嶋先生オススメの運動は?

A 筋肉は熱を生み出すのに必要ですが、年齢とともに筋力はダウンしていきます。日常生活の動きをいちいち大きく、少しだけハードにするだけなら、続けられると思います。エレベーターやエスカレーターの代わりに階段を使ったり、車ではなく自転車で移動したり、少し遠くに歩いて買い物に行ったり……。私は毎日１時間程度の自転車通勤をしていますよ。

辛いものを食べるとすぐに大量の汗をかきます。これって温まっている証拠ですよね?

A 辛いものは体を温める効果があります。しかし、大量に汗をかくと、その汗が蒸発するときに熱を奪ってしまうため、体温が下がってしまうのです。「冷え」が気になっているならば、汗をかくほどの辛さや熱さのものは避けたほうがいいでしょう。辛いものは大量に食べすぎると胃腸を疲弊させることにもなるので、体がじんわりとするくらいの辛さや量がいいでしょう。

症状別

冷え体質改善のための漢方薬

内側から体を温めて冷え体質を改善する漢方薬はいくつもあります。
心当たりのある症状から、あなたにぴったり合う漢方薬を見つけましょう。

☑ 下痢、下痢しやすい
☑ 強い疲労感がある

↓↓↓

［真武湯《しんぶとう》］

☑ 四肢（手足）や関節がうずくように痛い

↓↓↓

［桂枝加苓朮附湯《けいしかりょうじゅつぶとう》］

☑ 腹痛がある
☑ しびれを感じる
☑ 夜中、トイレに起きる
☑ 性機能障害がある

↓↓↓

［八味地黄丸《はちみじおうがん》］
［牛車腎気丸《ごしゃじんきがん》］

☑ 肌の色が白い
☑ 貧血ぎみ
☑ 月経異常がある
☑ むくんでいる むくみやすい
☑ 頭痛がある
☑ 肩こりがある
☑ 動悸がある

↓↓↓

［当帰芍薬散《とうきしゃくやくさん》］

☑ 不眠、不眠がち
☑ 不安な気分が強い
☑ のぼせを感じる
☑ うつ状態である
☑ 頭痛がある
☑ 肩こりがある
☑ めまいを感じる
☑ その他、不調をたくさん感じている

↓↓↓

［加味逍遙散《かみしょうようさん》］

☑ 体格がふつう以上
☑ 冷えとのぼせを繰り返す
☑ 月経異常がある
☑ 下腹部に違和感と圧痛がある

↓↓↓

［桂枝茯苓丸《けいしぶくりょうがん》］

☑ 体格ががっちりしている
☑ のぼせを感じる
☑ 便秘、便秘ぎみ
☑ 精神症状がある
☑ 下腹部（特に左下腹部）に圧痛がある

↓↓↓

［桃核承気湯《とうかくじょうきとう》］

☑ 下痢しやすい
☑ 腹痛

↓↓↓

［人参湯《にんじんとう》］

☑ 食欲がない
☑ 気分が悪い
☑ 貧血がある

↓↓↓

［四君子湯《しくんしとう》］［六君子湯《りっくんしとう》］

☑ 腹痛がある
☑ 腸内にガスが溜まっている
☑ 体力が低下している
☑ 腸がゴロゴロとしている

↓↓↓

［大建中湯《だいけんちゅうとう》］

☑ 腰痛がある
☑ 脚が痛い
☑ 下半身の冷えを感じる
☑ 尿が多い

↓↓↓

［苓姜朮甘湯《りょうきょうじゅつかんとう》］

☑ 手足に冷えを感じる
☑ しもやけがある、しもやけになりやすい
☑ 冷えると腹痛が起きる
☑ 腰痛がある
☑ 四肢（手足）が痛い
☑ 頭痛がある

↓↓↓

［当帰四逆加呉茱萸生姜湯《とうきしぎゃくかごしゅゆしょうきょうとう》］

☑ 月経異常がある
☑ 不正出血がある
☑ 腹痛がある
☑ 手指がほてる
☑ 湿疹がある

↓↓↓

［温経湯《うんけいとう》］

☑ 上半身にほてりを感じる
☑ 下半身が冷えている
☑ 冷えると腰や下腹部が痛む

↓↓↓

［五積散《ごしゃくさん》］

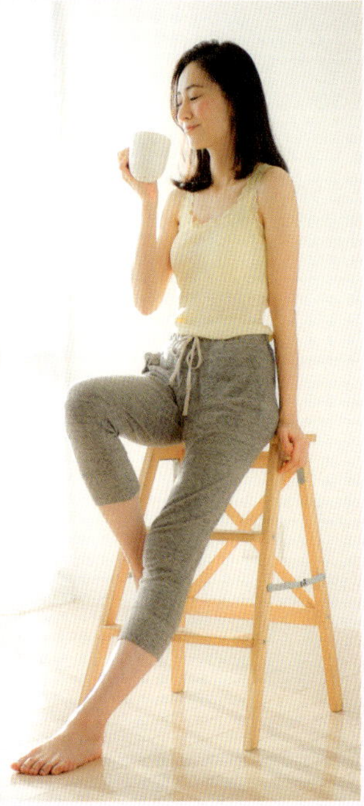

第2章

悩み別のツボを狙って温めよう

より美しさを目指すなら、悩みや目的に対応するツボへの熱刺激が効果大。すでに表れたトラブルのケアはもちろん、予防目的のケアにも取り入れて、美力《びぢから》を底上げしましょう。

全身のむくみ

人体の半分以上を占める水も、流れが滞ると体や顔のむくみの原因に。この状態を漢方医は「水毒」と言いますが、水の滞りは体を冷やして低体温にもしてしまうので、さまざまな不調を引き起こしかねません。ツラいときだけでなく、日々温めておくことで、徐々に体が軽くなり、むくみにくくて太りにくい体質へとシフトするでしょう。

水分の代謝を促進させるなら

［水分《すいぶん》］

へその1cmほど上。

水を分けるという文字どおり、水の代謝をコントロールするツボ。体の中の余分な水分を排出させることで、むくみが解消します。

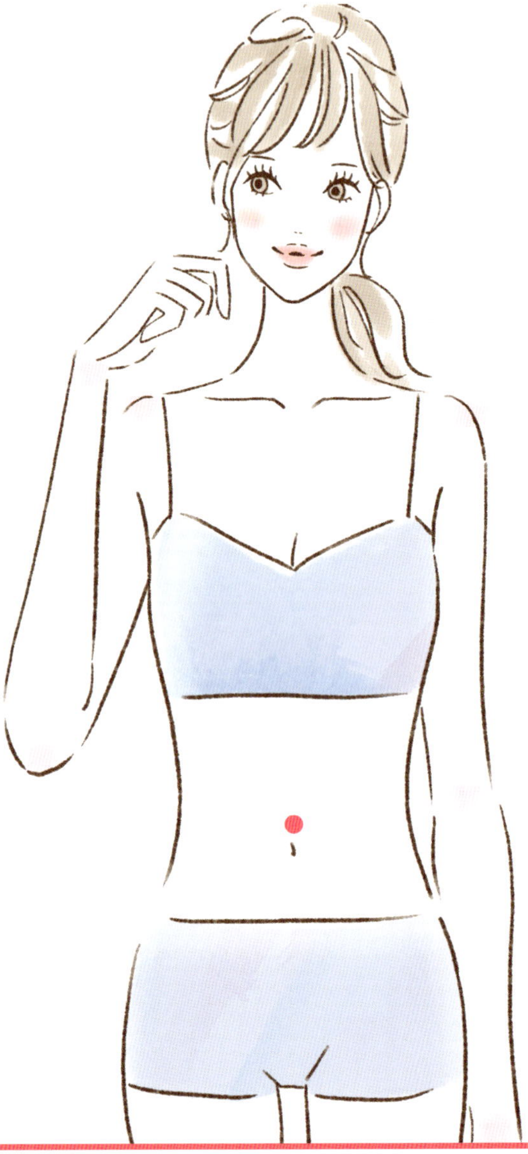

advice

とくにお酒や冷たいものなど、水分のとりすぎにも注意しましょう。下痢や夜にトイレに起きる人は水分のとりすぎです。長時間同じ姿勢を続けたことよってむくんだ場合は、ツボのケアと併せて適度な運動で汗をかくことで解消します。

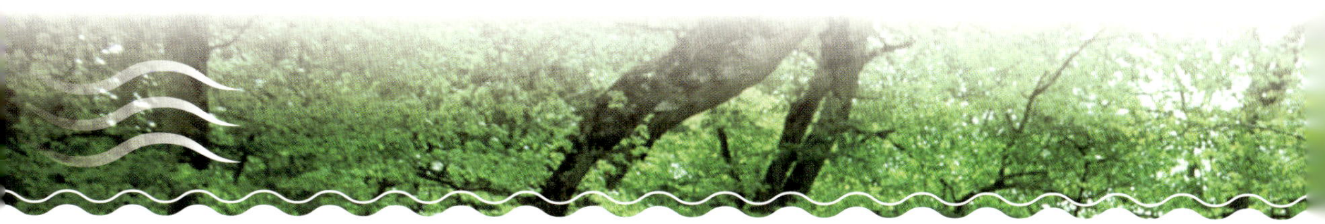

特に手脚のむくみが
気になるなら

[偏歴《へんれき》]

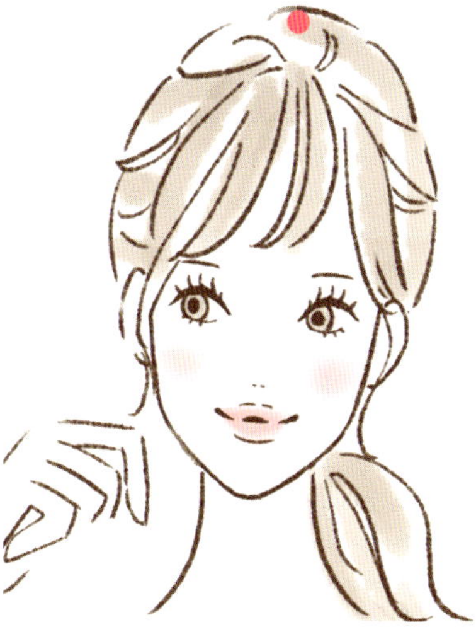

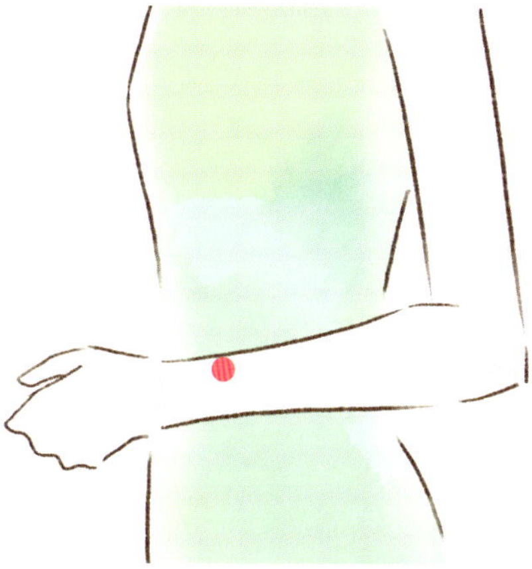

手の指を開いたときに手の甲側の手首の親指側にできるくぼみから、腕をL字に曲げたときにできる横ジワの外側の端を結んだ線上で、くぼみの下に小指から人差し指までの４本を横にあて、人差し指の外側あたり。

水分代謝を促進するツボ。余分な水分を排出することで、手脚をすっきり軽くさせます。

全身の巡りを
促進させるなら

[百会《ひゃくえ》]

頭のてっぺんのほぼ真ん中。左右の耳に親指を入れて両手で頭を抱えるようにしたとき、中指の先同士が合わさる場所。強く押すと鈍い痛みを感じる。

全身のバランスを調整する万能ツボ。血液とともに水分の巡りも促進します。

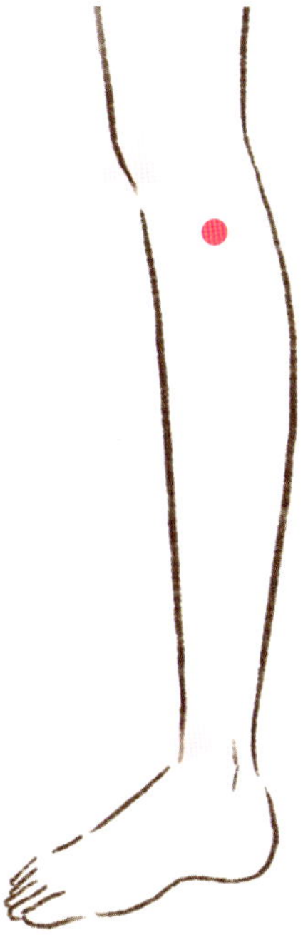

特に下半身のむく
みが気になるなら

[陰陵泉《いんりょうせん》]

むこうずねの内側で、親指で内くるぶしからすねにそってたどり上げていくと、ひざの下で指が止まるところ。強く押すと鈍い痛みを感じる。

水分代謝障害による症状に効果的なツボ。日常的に重だるい感じがある人は、日々、ココを刺激するとよいでしょう。

便秘でお腹ぽっこり

お腹をぽっこりさせてしまう便秘は、スタイル“おブス”なだけでなく、肌の美しさや精神的な安定にも悪影響をもたらすので、内から外まで完全“おブス”へと導いてしまいます。便秘の多くは腸が冷えたことによって動きが鈍くなることが原因。まずは腸の活動を促すツボを刺激してみましょう。

胃腸の働きが弱いなら

[足《あし》三《さん》里《り》]

むこうずねの骨を下側から指で探っていくと、ちょうどひざの皿状の骨の下にごつごつとしたふくらみがあり、そこから指の幅２本分外側の場所。

胃腸が元気になって体温が上がるツボです。ココを日々ケアすることで、健康維持、体力増進、体温・免疫力・抵抗力アップを図ることができ、体の調子が整っていきます。

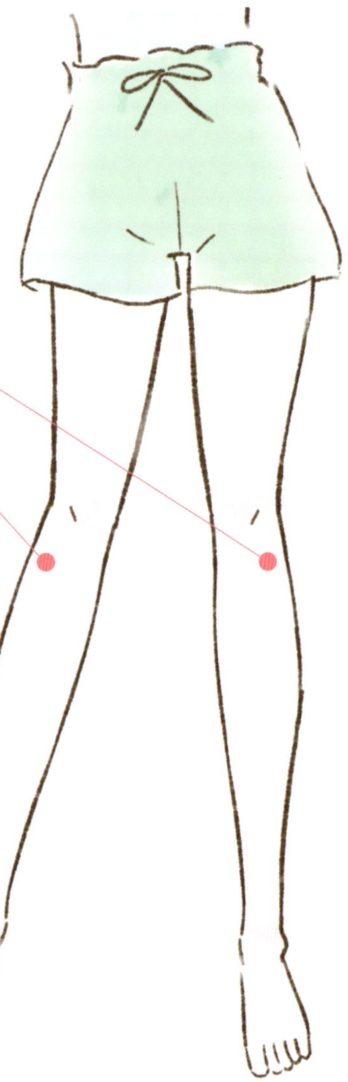

脇腹が張ってコロコロ便が出やすいなら

[行《こう》間《かん》]

足の甲側で、親指と人差し指の間の付け根。

イライラなどストレスによって胃腸の働きが弱ってしまう場合があります。精神的に興奮して熱っぽさがある場合に効果的なツボです。

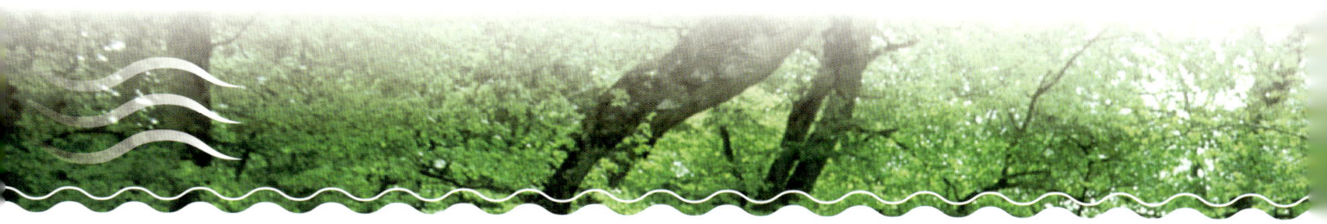

advice

便秘になってからのケアでも効果がありますが、便秘がちな体質なら、気づいたときにマメにケアをしておくとよいでしょう。ドライヤーがない場合、カイロや湯たんぽなどで温めてもいいですし、温めるのが難しければ、指で押す、もみほぐすなどでもOKです。

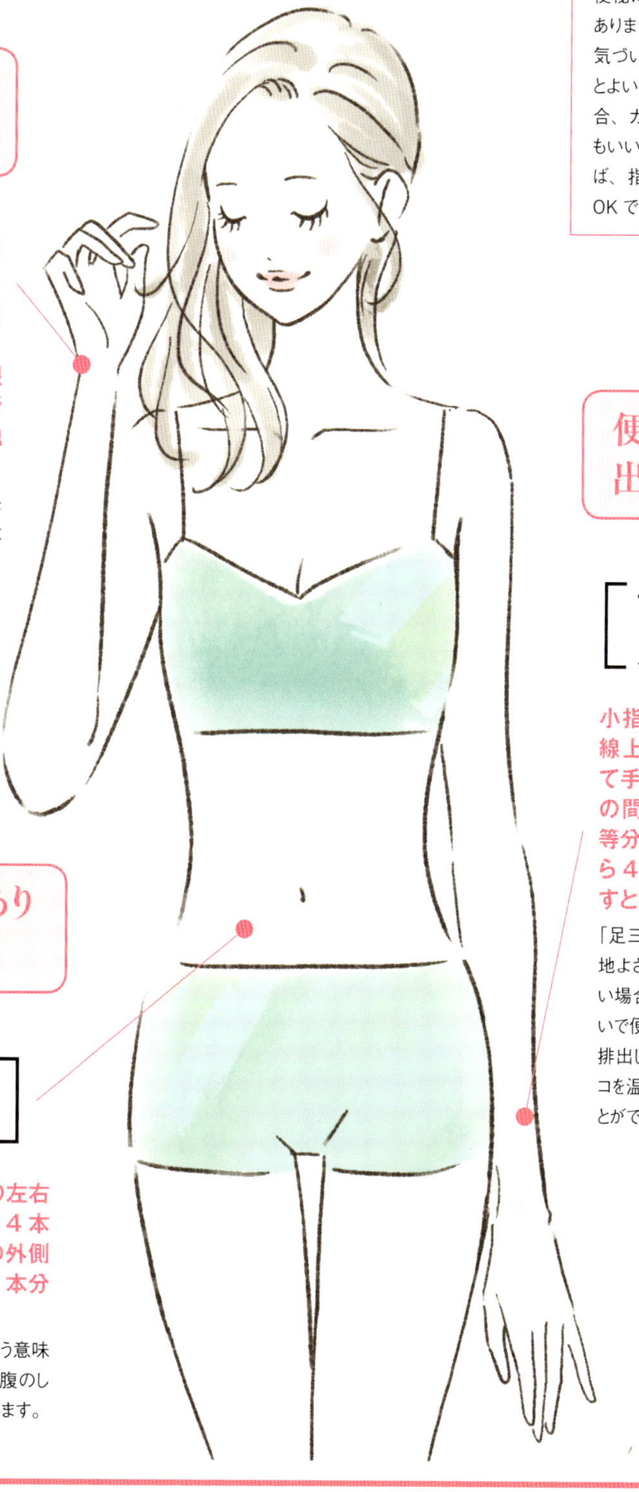

ストレスが原因の便秘なら

[神門《しんもん》]

手のひらの側面の小指根もと付近で、手首の横ジワの上にあるくぼみ。触れると脈を感じるところ。

心の働きを整えるツボ。便秘が長く続いてしまったら「足三里」と併せてココも刺激しましょう。

便が硬くて出しにくいなら

[支溝《しこう》]

小指と薬指の骨の間の延線上で、手の甲を上にして手を伸ばして手首とひじの間の距離をだいたい4等分したとき、その手首から4分の1のあたり。押すと鈍い痛みを感じる。

「足三里」「神門」を温めても心地よさを感じず、便秘が解消しない場合は、腸が熱を持ちすぎたせいで便の水分が奪われて硬くなり、排出しにくくなっているのかも。ココを温めると余分な熱をとり去ることができます。

お腹にしこりがあり張って痛いなら

[腹結《ふくけつ》]

仰向けに横になり、へその左右に人差し指から小指までの4本を縦にあてたとき、小指の外側でへその高さから指の幅1本分下（足側）の場所。

「腹結」はお腹のしこりや痛みという意味です。このツボを刺激すれば、お腹のしこりの原因である便の滞りが解消します。

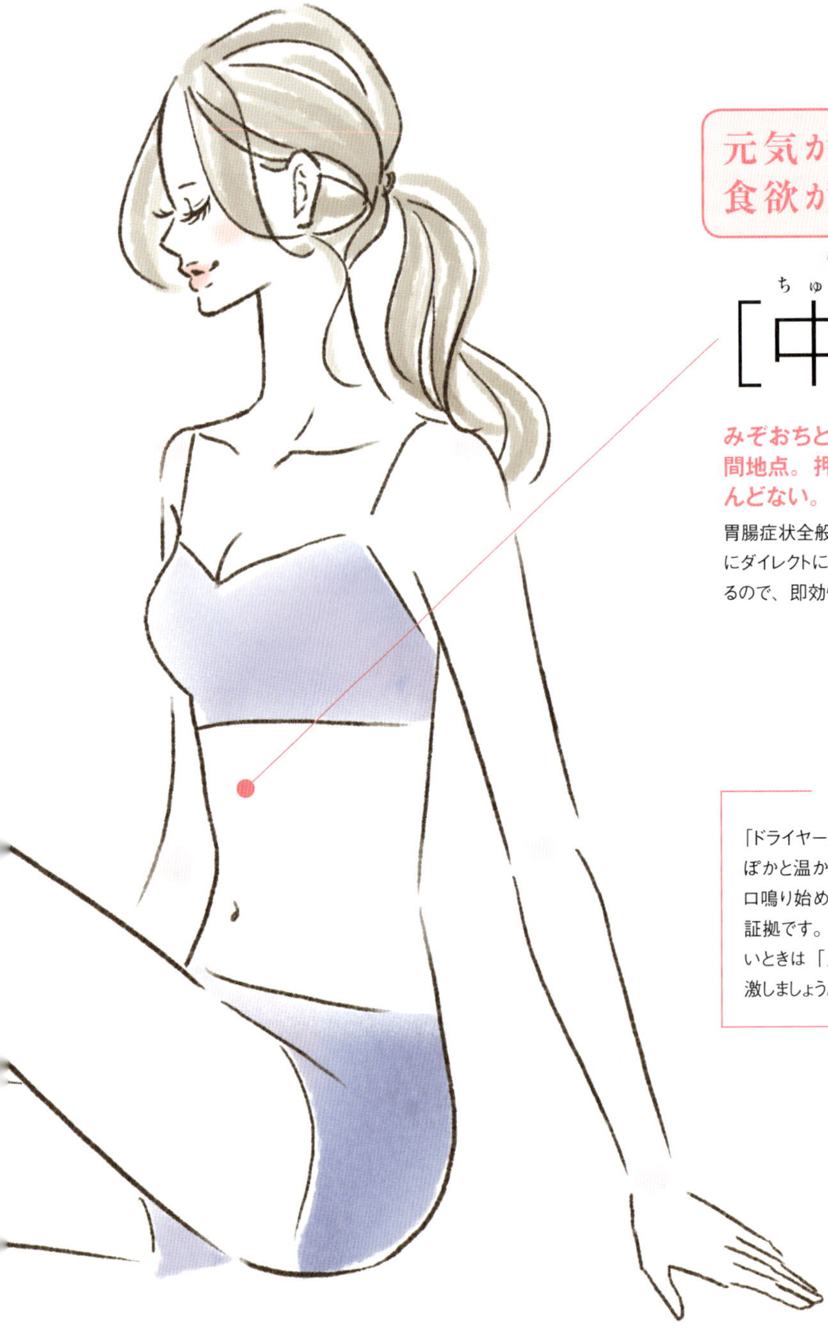

元気がなく食欲がないなら

［中脘《ちゅうかん》］

みぞおちとへそのちょうど中間地点。押しても痛みはほとんどない。

胃腸症状全般に効果のあるツボ。胃にダイレクトに刺激を与えることもできるので、即効性があります。

advice

「ドライヤーお灸」中にお腹がぽかぽかと温かさを感じてきて、ゴロゴロ鳴り始めたら、効果が出ている証拠です。食べたいのに食欲がないときは「足三里」「中脘」を刺激しましょう。

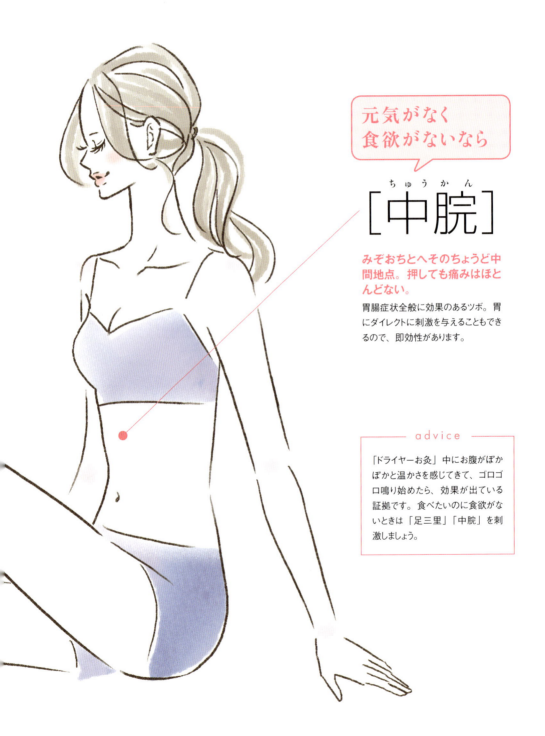

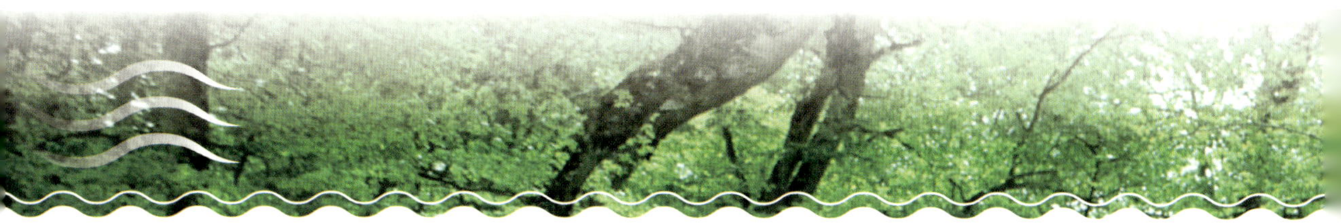

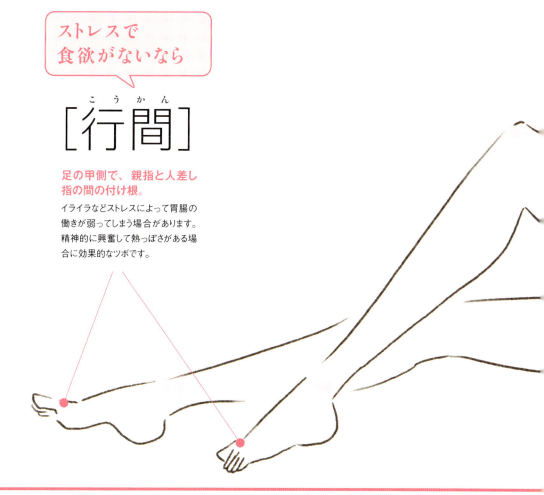

ヤセすぎ

全体的に細すぎて女性らしい体型からほど遠い、年齢とともに食欲が減り肉が落ちてきた、という悩みを持つ人は、胃腸が弱く消化吸収が悪い場合が多いです。体力が落ちて疲れやすいのでいつも弱々しくふらふらし、髪や肌にツヤもないせいで、いきいき美人から遠ざかってしまいます。まずは、しっかり食べて吸収できる体づくりを。

**ストレスで
食欲がないなら**

[行間《こうかん》]

足の甲側で、親指と人差し指の間の付け根。

イライラなどストレスによって胃腸の働きが弱ってしまう場合があります。精神的に興奮して熱っぽさがある場合に効果的なツボです。

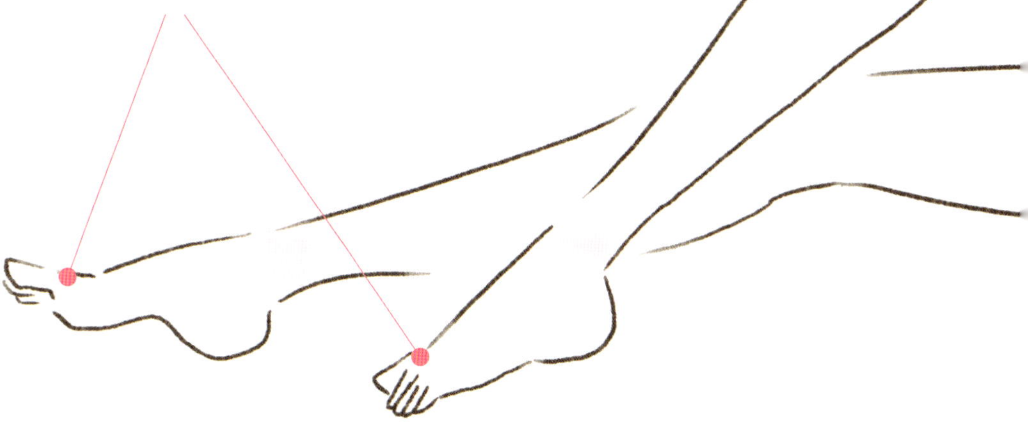

肥満ぎみ

年齢を重ねるほど代謝が下がり、自然と肉づきがよくなってきます。そのままではスタイル“おブス”なだけでなく、吹き出ものや肌荒れ、便秘、生理不順などの不調も引き起こします。自分に合ったツボケアと運動と食事で“おブス”要素と不調をイッキに減らせれば、かつての美しい自分への復元も夢ではないかもしれません。

下腹のぽっこりが気になるなら

[大横《だいおう》]

仰向けに横になり、へその左右に人差し指から小指までの４本を縦にあてたとき、小指の外側でへその高さの場所。

大腸につながるツボで、便秘や下痢などを起こしやすい、腸の働きが弱っている下腹ぽっこりタイプにオススメです。

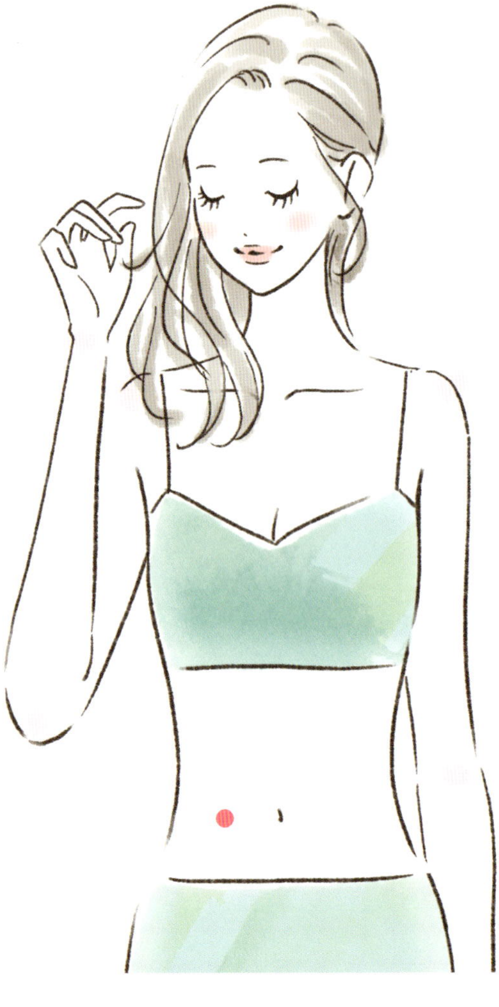

advice

ツボを温めているとお腹がポカポカしてきます。胃腸が働いたことで食欲が旺盛になっても、食事は腹八分を心掛けましょう。ツボの刺激だけでなく、食べるものを選び、運動をする習慣を取り入れることも大切です。

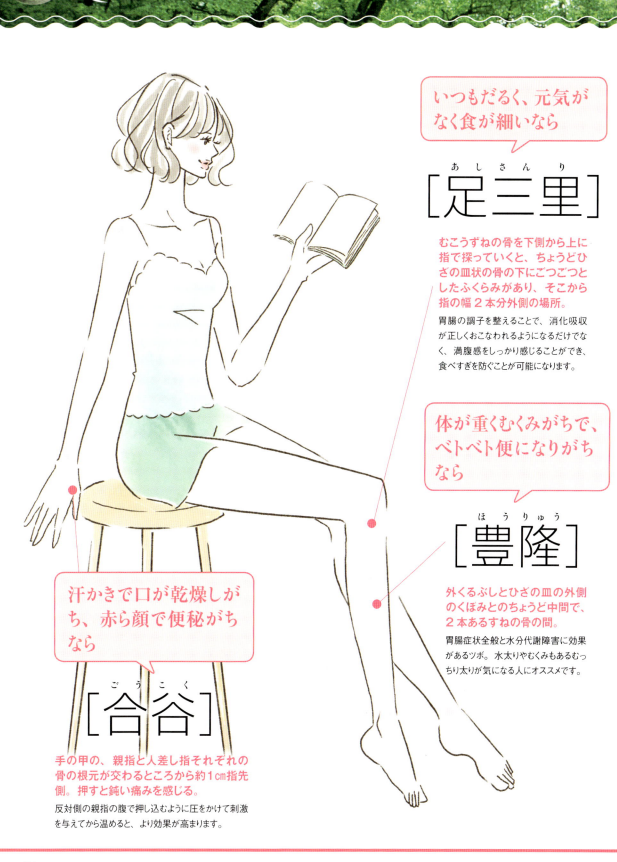

いつもだるく、元気がなく食が細いなら

［足《あし》三《さん》里《り》］

むこうずねの骨を下側から上に指で探っていくと、ちょうどひざの皿状の骨の下にごつごつとしたふくらみがあり、そこから指の幅２本分外側の場所。

胃腸の調子を整えることで、消化吸収が正しくおこなわれるようになるだけでなく、満腹感をしっかり感じることができ、食べすぎを防ぐことが可能になります。

体が重くむくみがちで、ベトベト便になりがちなら

［豊《ほう》隆《りゅう》］

外くるぶしとひざの皿の外側のくぼみとのちょうど中間で、２本あるすねの骨の間。

胃腸症状全般と水分代謝障害に効果があるツボ。水太りやむくみもあるむっちり太りが気になる人にオススメです。

汗かきで口が乾燥しがち、赤ら顔で便秘がちなら

［合《ごう》谷《こく》］

手の甲の、親指と人差し指それぞれの骨の根元が交わるところから約１㎝指先側。押すと鈍い痛みを感じる。

反対側の親指の腹で押し込むように圧をかけて刺激を与えてから温めると、より効果が高まります。

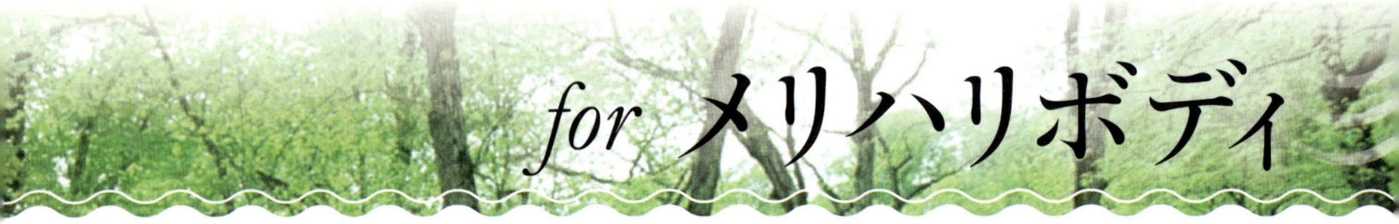

お腹が張ってぽっこり

お腹が張って苦しくなる膨満感は、食べすぎや便秘などで起こります。消化不良だけでなく、ガスが溜まるのも胃腸が冷えて働きが弱まってしまうため。ひどくなるとお腹がぽっこりするだけでなく、腹痛を引き起こしてしまいます。胃腸ケアはいきいき美女の基本です。張りが気になり始めたら早めにケアしたほうがいいでしょう。

げっぷがよく出てイライラするなら

[太衝《たいしょう》]

足の甲の親指と人差し指の骨の付け根が交わって少し盛り上がっている部分。指を添えると脈を感じ、押すと痛みを感じる。

ストレスが多く全体的に冷えていると、胃腸の働きも弱ってしまっている人にオススメ。

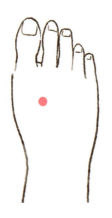

脇腹まで張っていて口内が粘って苦みを感じるなら

[陽陵泉《ようりょうせん》]

ひざの下の外側で、大きな骨の盛り上がりのすぐ下。

筋肉ひきつりをやわらげるので、お腹の張りによる痛みも和らげることが可能です。

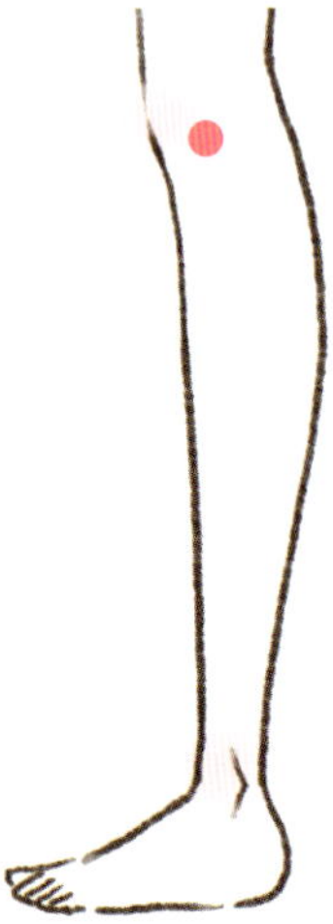

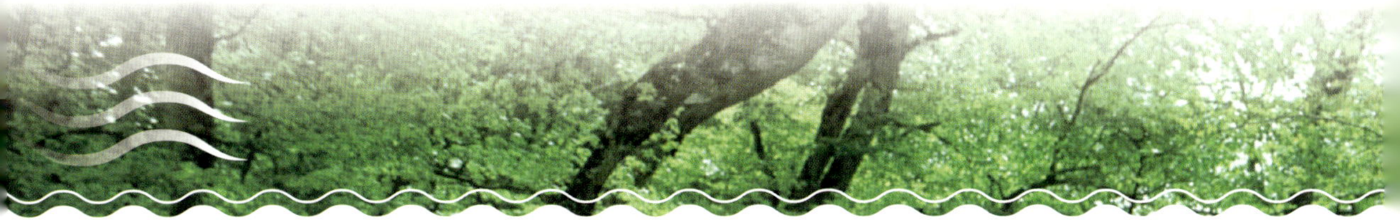

げっぷがよく出て イライラするなら

[膻中《ちゅう》]

両乳首のちょうど中間地点。

イライラすることが多い人にオススメ。ピンポン玉程度の大きさで円を描くように圧をかけてから温めると効果が高まります。

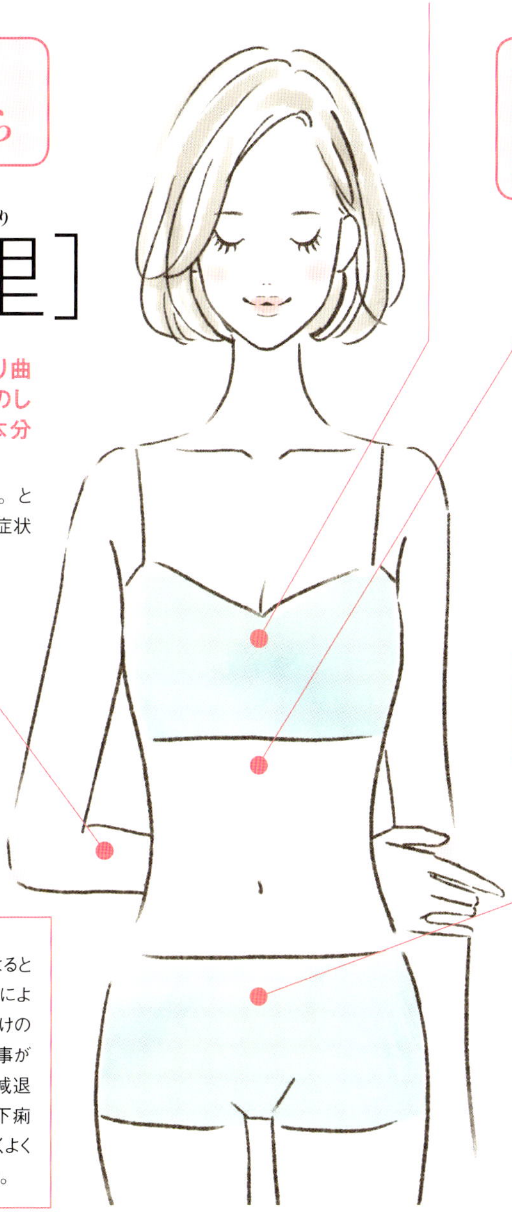

ガスがお腹に たまっているなら

[手《て》三《さん》里《り》]

ひじをL字に直角に折り曲げるとできる腕の外側のしわの端から、指幅２本分手の甲側の場所。

胃腸の働きを活性化するツボ。とくに腹部の膨満感など大腸の症状を改善します。

手足が冷えていて体が 重く、夕方に頻尿に なるなら

[中《ちゅう》脘]

みぞおちとへそのちょうど中間地点。押しても痛みはほとんどない。

胃腸症状全般に効果のあるツボ。胃にダイレクトに刺激を与えることもできるので、即効性があります。

頻尿や下半身の 冷えが気になるなら

[中《ちゅう》極《きょく》]

へその下に親指から小指までの５本を横にあてたとき、小指の外側でへその真下の場所。恥骨の上端から指１本分上。

腎の機能を整えるツボ。温めたあと、５分程度、人差し指から小指までの４本指の腹で圧をかけながら野球ボール程度の円を描くと、楽になります。

advice

お腹の張りが内科的病気によるとはっきりしているなら、専門医による治療が必要です。かかりつけの医師に相談しましょう。悩み事があると消化器系統の機能が減退し、食欲不振、腹が張る、下痢などを引き起こします。あまりくよくよ思い悩まないようにしましょう。

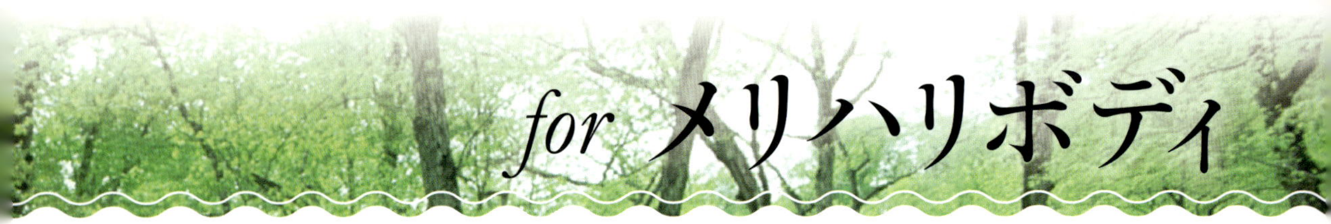

胃下垂でお腹ぽっこり

胃もたれ、張り、下腹部の痛み、みぞおちでぽちゃぽちゃ音がする、といった心あたりがあるなら、胃下垂の疑いあり！　全体的にスリムなのに食後にお腹だけぽっこりしてしまう、脱ぐとヤバい！というタイプも同様です。胃の働きが弱まらないように日ごろからケアをしておきましょう。

消化吸収が遅くて張り感や重さを感じるなら

［足三里《あしさんり》］

むこうずねの骨を下側から指で探っていくと、ちょうどひざの皿状の骨の下にごつごつとしたふくらみがあり、そこから指の幅２本分外側の場所。

胃の調子を整えて働きを活発にすることで、胃の張り感や重さを解消します。

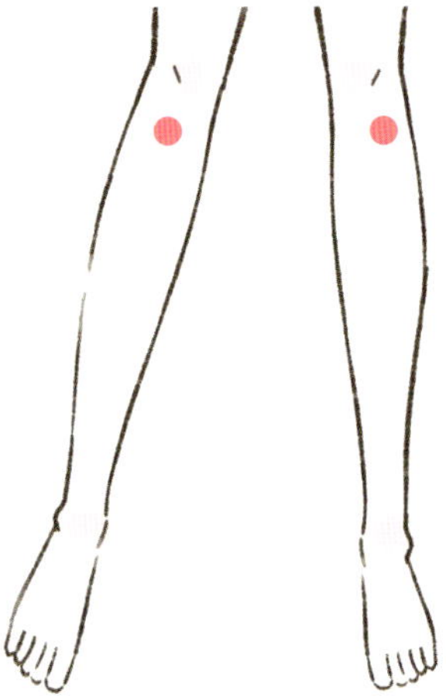

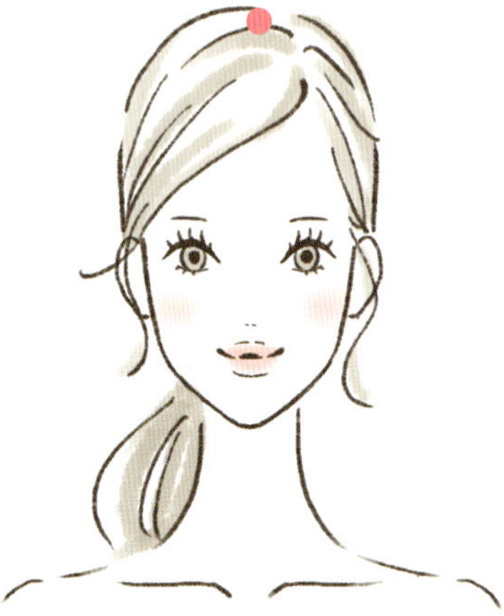

全身バランスを整えて胃腸も活性化させる

［百会《ひゃくえ》］

頭のてっぺんのほぼ真ん中。左右の耳に親指を入れて両手で頭を抱えるようにしたとき、中指の先同士が合わさる場所。強く押すと鈍い痛みを感じる。

全身のバランスを整える万能ツボは、血流を促進させて内臓の機能を正常に導きます。

食後など急な痛みがあるときに

［金門《きんもん》］

足の外くるぶしの下から指1.5本分下で、そこから指0.5本分小指側の場所。

「金」のように重要という意味で、急性の痛みを抑えるのに最適なツボです。妊娠中の刺激は控えてください。

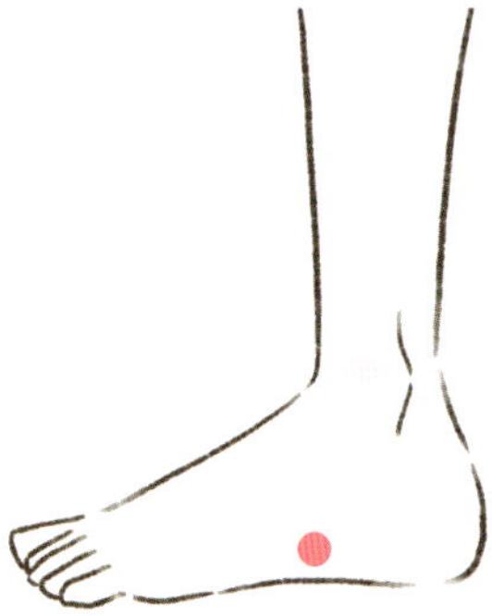

advice

胃腸は神経の影響を受けやすいので、日ごろから悩みごとや強いストレスを抱え込まないように気持ちを楽に。併せてツボケアをすることで、胃が引き締まったような気がしてくるでしょう。食事の内容を気にしつつ、適度な運動も心掛けるのがオススメです。

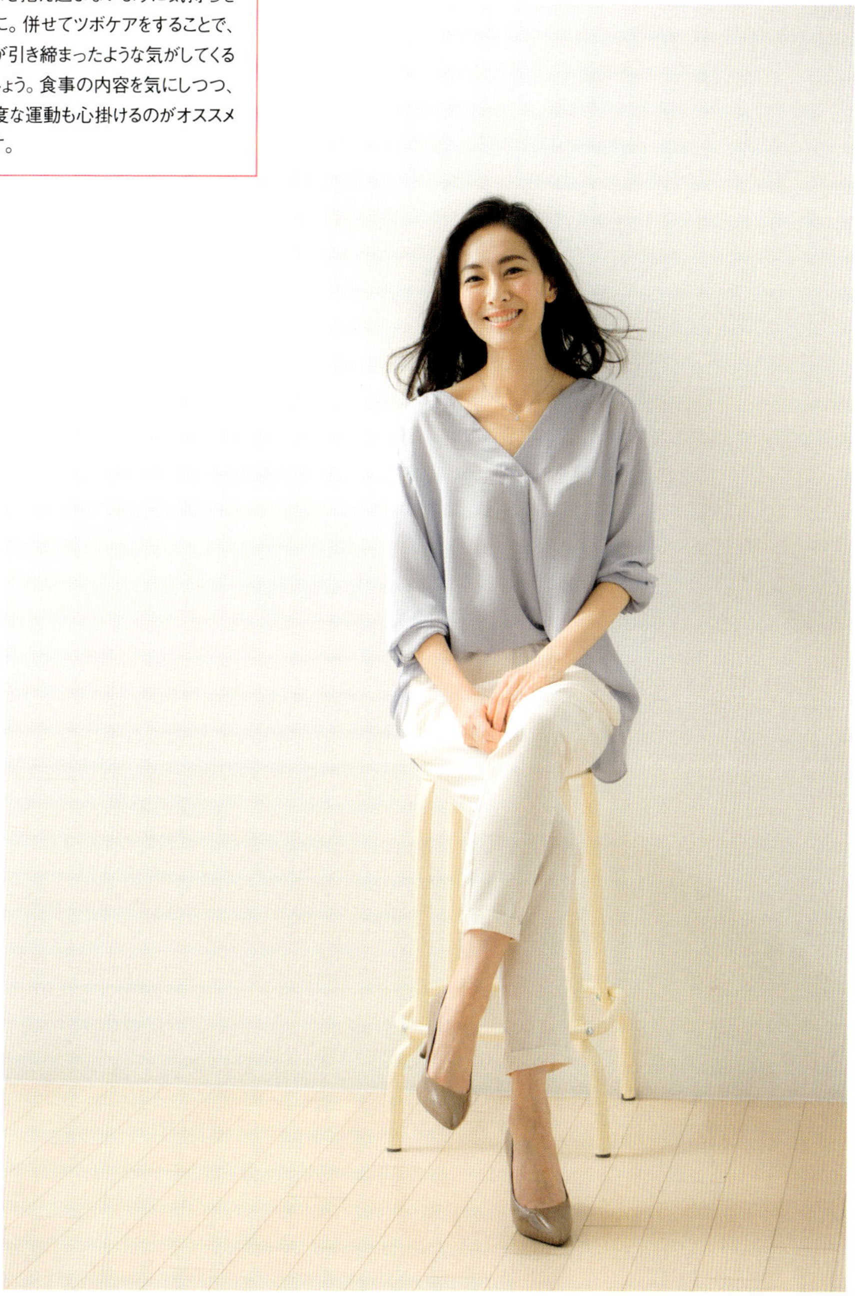

にきび、吹き出もの

キレイを決定づける要素のひとつである肌。突発的にできる吹き出ものなどは、顔全体を温めて気血を巡らせることで早く改善しますし、日々あて続けることで、吹き出ものなどができにくい美肌へと導きます。直接あてづらい部分もあるので、その場合は顔につながる経絡のツボに熱刺激を与えることで、同様の効果が期待できます。

赤みがあり熱を持ち、こめかみ、頬、あごにできやすいなら

[行間《こうかん》]

足の甲側で、親指と人差し指の間の付け根。

冷えの原因にもなるイライラを沈めることで、顔まで血流を促します。

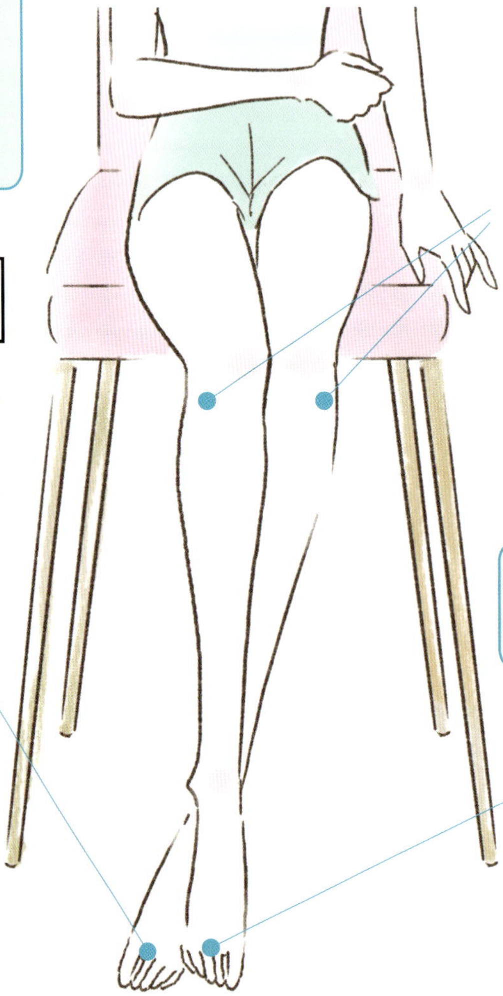

色が薄くて疲れると赤みを帯びるなら

[足三里《あしさんり》]

むこうずねの骨を下側から指で探っていくと、ちょうどひざの皿状の骨の下にごつごつとしたふくらみがあり、そこから指の幅２本分外側の場所。

胃腸を正常化させ、内臓の冷えを改善するツボ。

固いにきびが口の周りにできやすいなら

[内庭《ないてい》]

足の甲の中指と人差し指の間の股からほんの少しだけ足首側。

顔に出る諸症状をケアできるツボ。胃腸のケアも同時にできます。

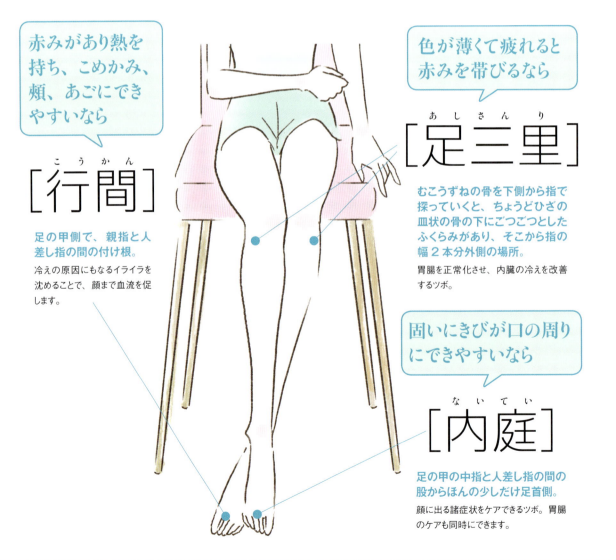

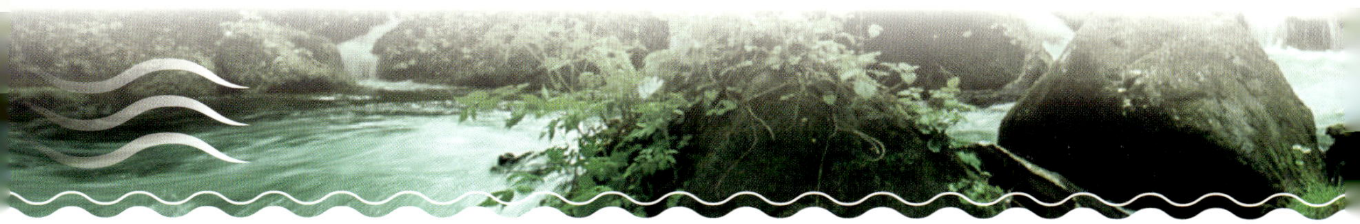

［合谷《ごうこく》］

手の甲の、親指と人差し指それぞれの骨の根元が交わるところから約1㎝指先側。押すと鈍い痛みを感じる。

表面にあらわれる症状や、首から上の炎症を抑えるツボ。

とくにあごまわりや口まわりの吹き出ものに

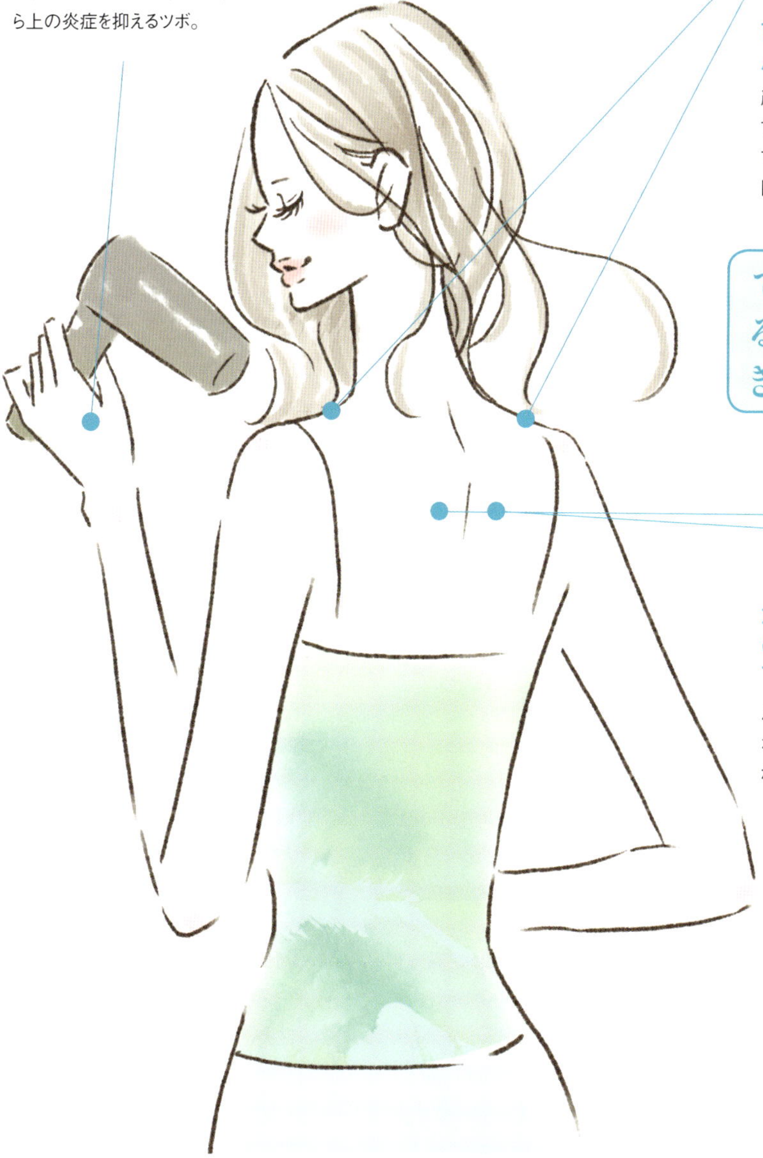

季節の変わりめにできやすいなら

［肩井《けんせい》］

首の付け根と左右の肩先を結んだそれぞれの真ん中あたり。

顔の皮膚トラブルによく使うツボ。肩や首あたりから血流を促すほか、肝臓のケアもしてくれるので、代謝のいい美肌を目指せます。

できたり引っ込んだりするものが額や眉間にできやすいなら

［肺兪《はいゆ》］

左右の肩甲骨の上端を結んだ線上の背骨から骨を3つ下にたどった下側で、骨から指 1.5 本分外側。

皮膚の代謝を整えるツボ。吹き出物のほか乾燥肌など皮膚のトラブル全般に効果があります。

advice

東洋医学では、気血水のバランスが崩れることで体が冷え、さまざまな不調が起こり、それが肌にも表れると考えられています。季節の変化が大きな時期や疲れが蓄積したときなどにできやすいので、そのときにはできる前に温めケアをしておくとよいでしょう。

イボ

肌は凹凸がなくなるだけでキレイ印象がグッとアップします。そもそもイボは皮膚が過剰に繁殖したもの。できたばかりのイボや小さいイボなら、ドライヤーお灸でのケアを根気よく続けることで消える可能性があります。長年悩んでいるイボや痛みのあるイボ、お年寄りのイボは、皮膚科医に相談したほうがよいでしょう。

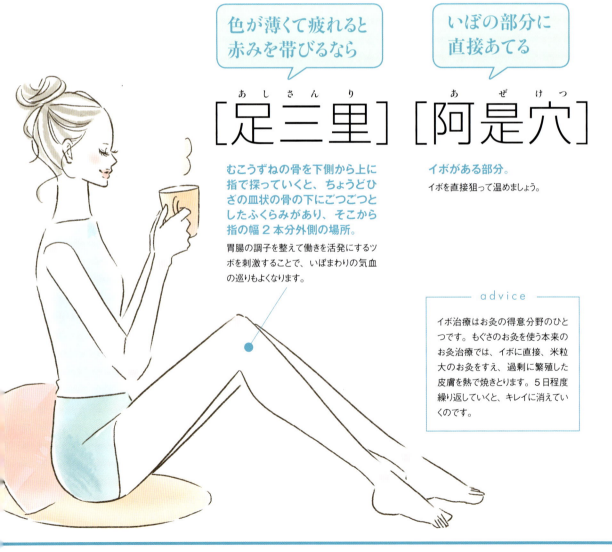

色が薄くて疲れると
赤みを帯びるなら

[足三里《あしさんり》]

むこうずねの骨を下側から上に指で探っていくと、ちょうどひざの皿状の骨の下にごつごつとしたふくらみがあり、そこから指の幅２本分外側の場所。

胃腸の調子を整えて働きを活発にするツボを刺激することで、いぼまわりの気血の巡りもよくなります。

いぼの部分に
直接あてる

[阿是穴《あぜけつ》]

イボがある部分。

イボを直接狙って温めましょう。

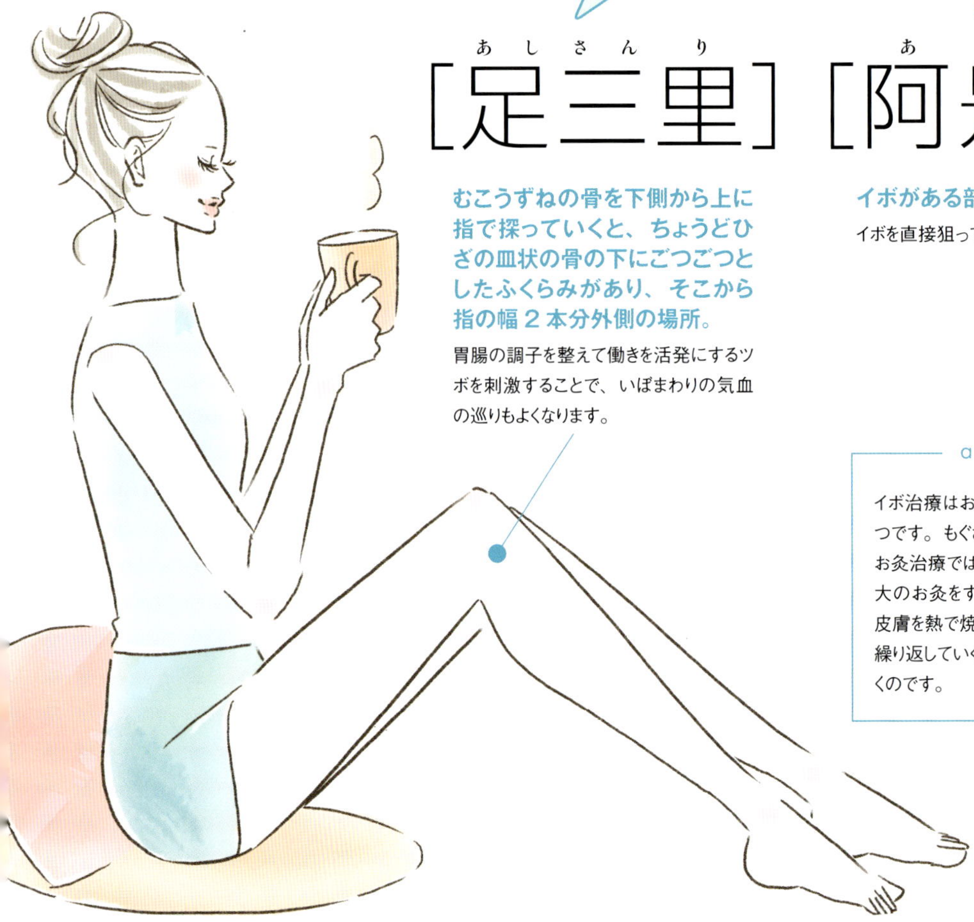

advice

イボ治療はお灸の得意分野のひとつです。もぐさのお灸を使う本来のお灸治療では、イボに直接、米粒大のお灸をすえ、過剰に繁殖した皮膚を熱で焼きとります。５日程度繰り返していくと、キレイに消えていくのです。

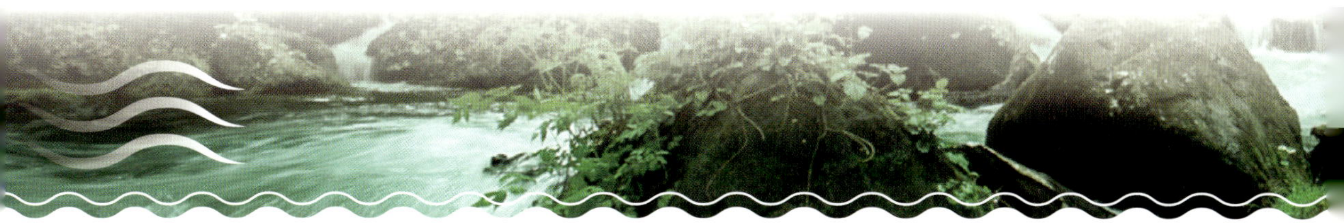

肌荒れ

皮膚がザラザラ、刺激がある、赤みがある、なんとなく凹凸感がある……といった肌の不調は、老け印象に見せるだけでなく、清潔感も損なってしまいます。お化粧のノリも悪く気分までだだ下がりになったら、“おブス”オーラに支配されてしまうこと間違いなし。透明感のある美しいなめらか肌で、常に美人オーラを放っていきましょう。

生理前や生理中に荒れやすいなら

［三陰交《さんいんこう》］

内くるぶしの突き出した骨から、指の幅３本分ほど上にいくとすねの骨があり、この後ろの少しくぼんだ場所。指で押すと鈍い痛みを感じる。

主要な内臓を一度に刺激できる便利な万能ツボ。とくに生理前後の肌の不調に効果があります。ただし、妊娠初期の方はここに強い刺激を与えないようにしてください。

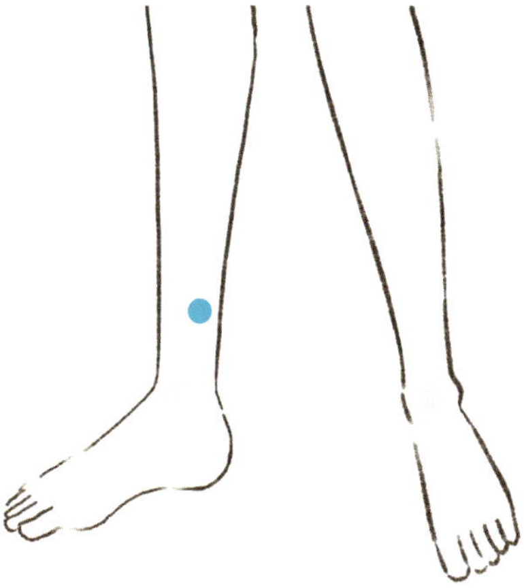

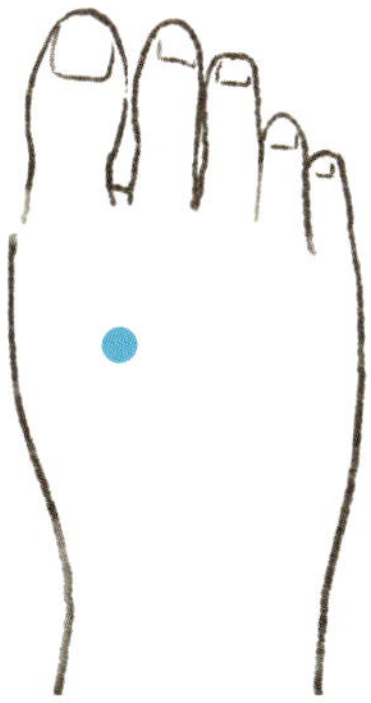

特に乾燥によるかさつきが気になる

［太衝《たいしょう》］

足の甲の親指と人差し指の骨の付け根が交わって少し盛り上がっている部分。指を添えると脈を感じ、押すと痛みを感じる。

気分を軽やかにするツボ。肌の乾燥だけでなく、爪がもろい、髪がパサつく、というトラブルも気になるなら、ストレスが原因です。

肌のトラブルがいつも気になるなら

［大椎《だいつい》］

背筋を伸ばして椅子に腰かけた状態で首を前に倒したとき、首の根もとと背中の間に出てくる骨のすぐ下。

体表、とくに上半身や顔の炎症といったトラブルに効果的なツボ。顔だけでなく、体の肌も気になるならココも刺激しましょう。肌トラブル全体に効果があります。

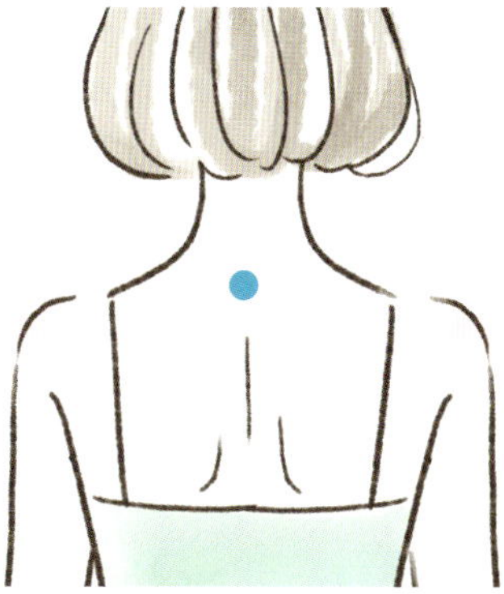

advice

東洋医学では“肌は内臓の鏡”といわれます。実際、肌荒れが気になるときは、便秘や生理不順、脇腹の張り、食欲不振など気になることがあるはずです。日々、規則正しい生活とバランスのとれた食事を心がけつつ、これらのツボをケアすることで、美肌をキープできます。

かゆみ、かぶれ、アトピー

かゆみを我慢するのはツラいもの。しかし、かきむしってしまうと、悪化して治りにくくなるだけでなく、色素沈着も起こりかねません。慢性的なアトピー性皮膚炎も疲れたときなどに起きる突発的なかゆみも、同じケアで大丈夫。免疫力を上げるツボへの熱刺激で肌の抵抗力をグッと上げれば、悪化させずにすむでしょう。

湿疹やかぶれができやすいなら

［血海《けっかい》］

ひざにある皿状の骨の上端から指幅３本分上の太ももの筋肉のくぼみの中。

血液を巡らせるツボ。皮膚の赤みが強く出ているかゆみに効果的です。

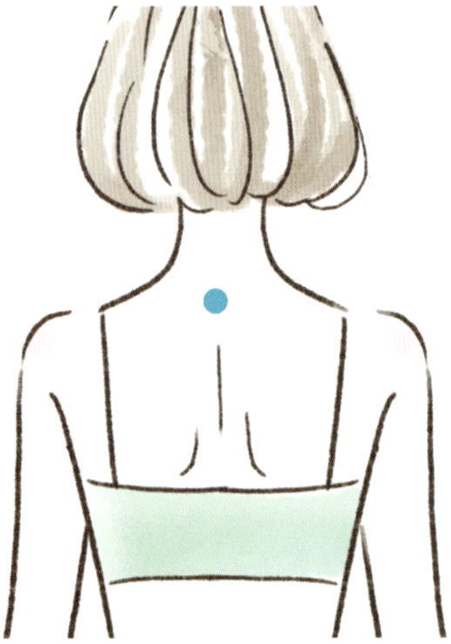

肌のトラブルがいつも気になるなら

［大椎《だいつい》］

背筋を伸ばして椅子に腰かけた状態で首を前に倒したとき、首の根もとと背中の間に出てくる骨のすぐ下。

体表、とくに上半身や顔の炎症といったトラブルに効果的なツボ。顔だけでなく、体の肌も気になるならココも刺激しましょう。肌トラブル全体に効果があります。

advice

すでにかきむしってしまったなら、ドライヤーお灸は控えてください。かゆみが治まっても、数日は続けましょう。肌が乾燥するとよりかゆみが悪化する場合は、肌を十分に保湿してから温風をあてましょう。保湿機能のあるドライヤーを使用したり、服の上から温風をあてたりするのもオススメです。

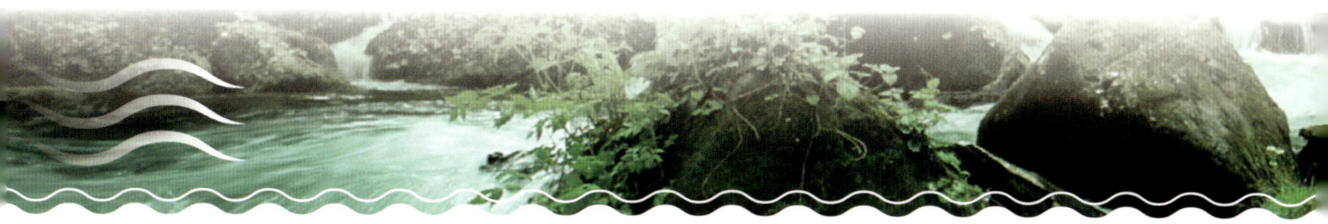

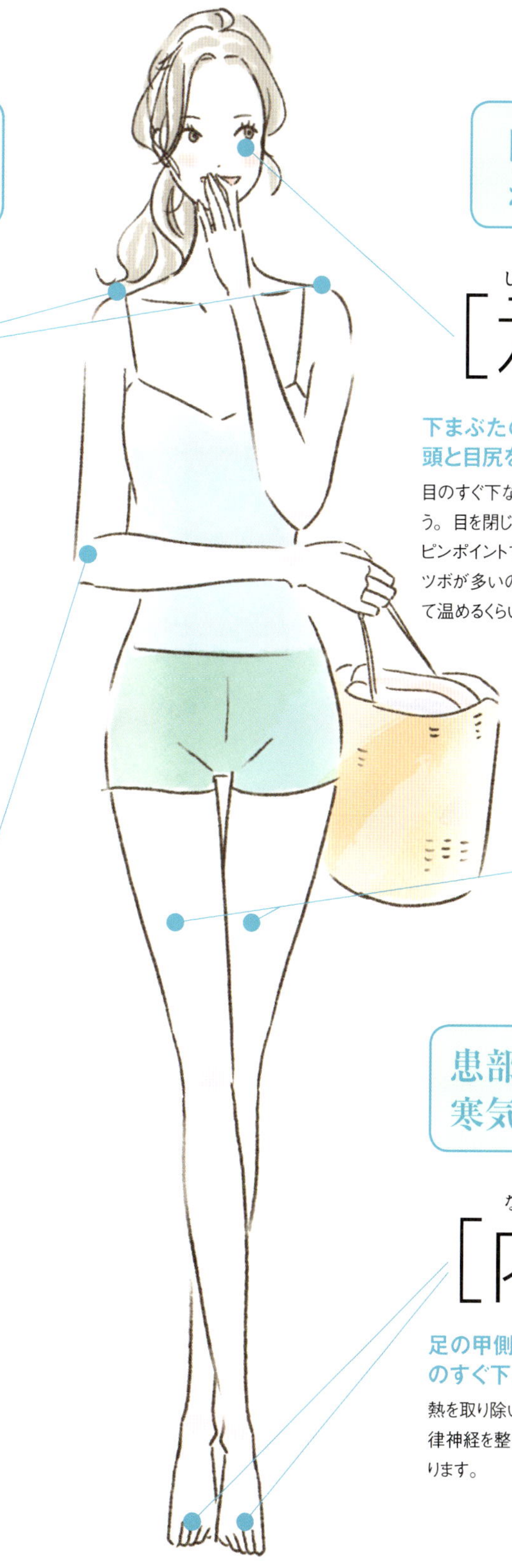

じんましんなど
突発的なかゆみにも

[肩《けん》髃《ぐう》]

手のひらを上に向けて手を真上に上げたとき、腕の付け根にできるくぼみの中。

皮膚の治療の際、よく使うツボ。食などから来るじんましんの治療にも有効です。

目の周りが
かゆいなら

[承《しょう》泣《きゅう》]

下まぶたのほぼ中央。目の下の目頭と目尻を結んだ真ん中。

目のすぐ下なので、熱しすぎに気をつけましょう。目を閉じて下まぶたを軽く下に引っ張るとピンポイントであてやすいです。目まわりにはツボが多いので、目まわり全体に温風をあてて温めるくらいでもいいかもしれません。

患部が赤くて
温まるとかゆいなら

[曲《きょく》池《ち》]

手のひらを胸にあてたときに腕の外側にできるしわの先端。

肌の表面を覆う 皮脂腺や汗腺を活性化させ、肌の調子を整え、炎症を抑える作用があります。親指から見ると「手三里」と「曲池」は一線上に並んでいるので目安にするとよいでしょう。

患部が白っぽくて
寒気がするなら

[内《ない》庭《てい》]

足の甲側で人差し指と中指の股のすぐ下。

熱を取り除いて痛みをやわらげるツボ。自律神経を整えて免疫力を上げるツボでもあります。

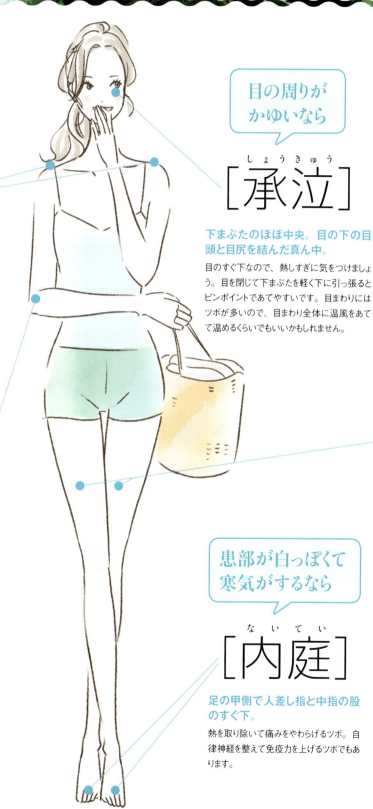

のツボの宝庫です

顔に表れたトラブルで隠れ不調がわかります！

赤みがあったり、吹き出ものができたり、鈍い痛みがあったり、毛穴が広がっていたり……
顔のトラブルは、実は、体の内側が発しているSOSかもしれません。

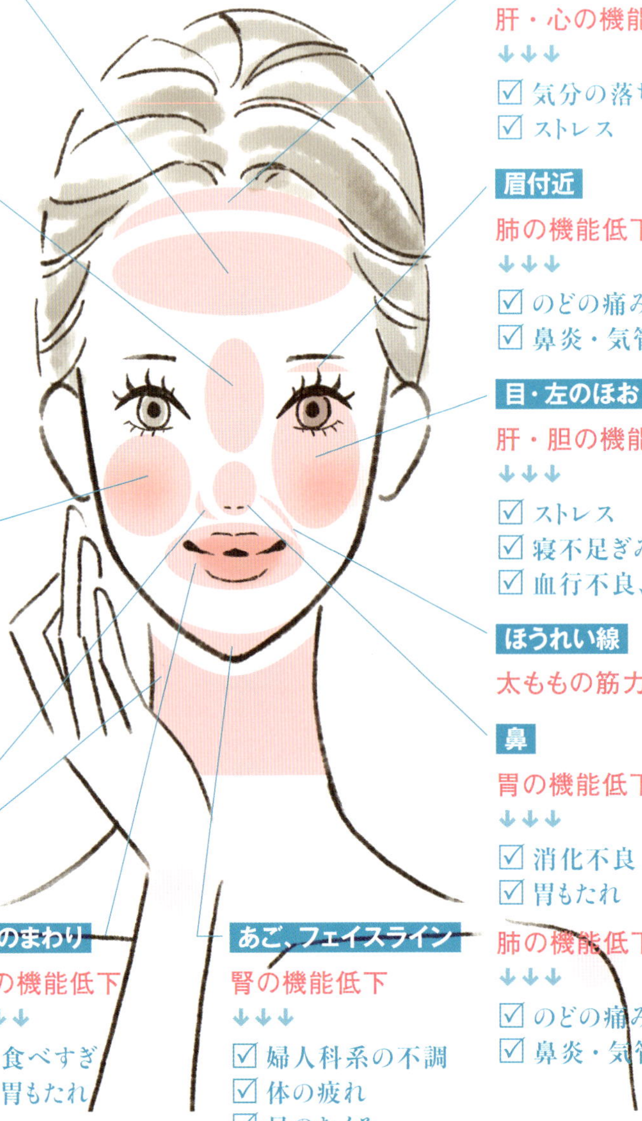

額・中央部

肝・腎の機能低下

↓↓↓

☑ 胃腸が弱っている
☑ 腰痛

眉間

心の機能低下

↓↓↓

☑ 気分の落ち込み
☑ ストレス

肺の機能低下

↓↓↓

☑ 飲みすぎ
☑ 体の冷え

右のほお

肺の機能低下

↓↓↓

☑ のどの痛み
☑ 鼻炎・気管支炎

鼻の横

大腸の機能低下

↓↓↓

☑ 便秘
☑ 下痢

首

胃の機能低下

↓↓↓

☑ 消化不良
☑ 胃もたれ

口のまわり

胃の機能低下

↓↓↓

☑ 食べすぎ
☑ 胃もたれ

あご、フェイスライン

腎の機能低下

↓↓↓

☑ 婦人科系の不調
☑ 体の疲れ
☑ 足のむくみ

額、生え際付近

肝・心の機能低下

↓↓↓

☑ 気分の落ち込み
☑ ストレス

眉付近

肺の機能低下

↓↓↓

☑ のどの痛み
☑ 鼻炎・気管支炎

目・左のほお

肝・胆の機能低下

↓↓↓

☑ ストレス
☑ 寝不足ぎみ
☑ 血行不良、生理不順

ほうれい線

太ももの筋力低下

鼻

胃の機能低下

↓↓↓

☑ 消化不良
☑ 胃もたれ

肺の機能低下

↓↓↓

☑ のどの痛み
☑ 鼻炎・気管支炎

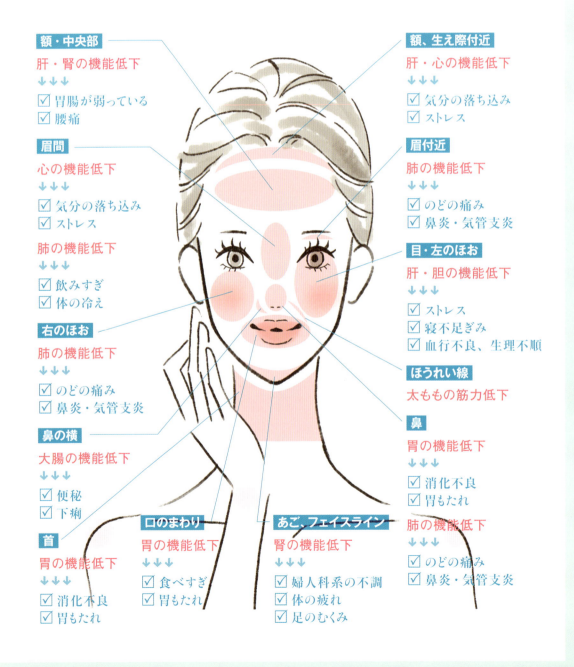

顔はキレイと健康

顔のツボをもみほぐして温めて 若見え&小顔美人に!

しわやたるみのないすっきりした顔は、若々しい印象を与え、生命力を感じさせます。
指の腹で押したり円を描くようにほぐしたあと、ドライヤーの温風を。

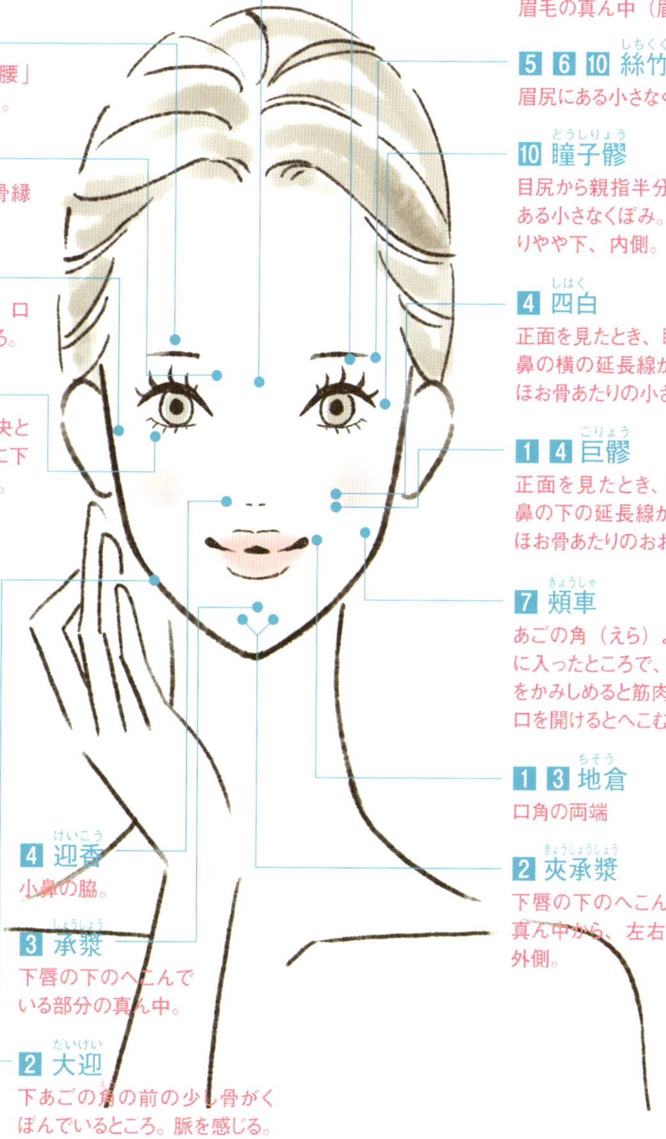

9 印堂《いんどう》
眉間の中央。

8 陽白《ようはく》
眉の中央にあるツボ「魚腰」から指 1本上に離れたところ。

5 9 攅竹《さんちく》
眉頭の内側で、目の上の骨縁の少しへこんだところ。

7 下関《げかん》
耳の穴の前の凹んだところで、口を開けたときに盛り上がるところ。

6 球後《きゅうご》
正面を向いたとき、瞳の中央と目の端との真ん中から真下に下がったところで、骨の縁ある。

5 8 魚腰《ぎょよう》
眉毛の真ん中（眉山）の下。

5 6 10 絲竹空《しちくくう》
眉尻にある小さなくぼみ。

10 瞳子髎《どうしりょう》
目尻から親指半分の幅、外側にある小さなくぼみ。攅竹のツボよりやや下、内側。

4 四白《しはく》
正面を見たとき、瞳から真下と小鼻の横の延長線が交わるところ。ほお骨あたりの小さなくぼみ。

1 4 巨髎《こりょう》
正面を見たとき、瞳から真下と鼻の下の延長線が交わるところ。ほお骨あたりのおおきなくぼみ。

7 頬車《きょうしゃ》
あごの角（えら）より少しほお側に入ったところで、力を入れて歯をかみしめると筋肉が盛り上がり、口を開けるとへこむところ。

1 3 地倉《ちそう》
口角の両端

2 夾承漿《きょうしょうしょう》
下唇の下のへこんでいる部分の真ん中から、左右に 1.5㎝くらい外側。

4 迎香《げいこう》
小鼻の脇。

3 承漿《しょうしょう》
下唇の下のへこんでいる部分の真ん中。

2 大迎《だいげい》
下あごの角の前の少し骨がくぼんでいるところ。脈を感じる。

1 深いほうれい線
地倉、巨髎

2 フェイスラインのたるみ
夾承漿、大迎

3 口まわりのたるみ
承漿、地倉

4 ほおのたるみ
迎香、巨髎、四白

5 上まぶたのたるみ
攅竹、魚腰、絲竹空

6 目の下のたるみ
球後、絲竹空

7 二重あご
頬車、下関

8 額のしわ
魚腰、陽白

9 眉間のしわ
印堂、攅竹

10 目尻のしわ
瞳子髎、絲竹空

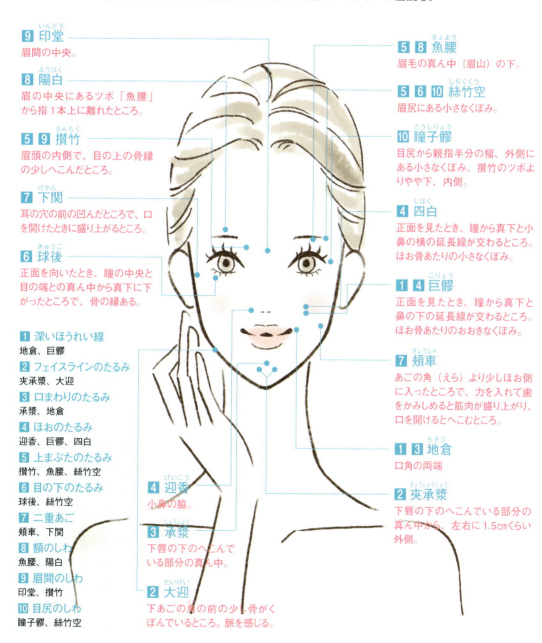

汗かき

メイクが汗でドロドロ！　服に大きな汗じみが！　せっかくのオシャレもこうなっては台無しに。暑い日の汗は正常な生理現象なのでしょうがないですが、そうではないときの汗は心理的なものが原因であることがほとんどです。ストレスを解消するツボに熱刺激を与えてリラックスすれば、嫌な汗をかくことが減るでしょう。

緊張すると汗をかきやすいなら

[内関《ないかん》]

手のひら側の腕にあるツボ。手首の横じわの下に薬指から人差し指の３本をあてたとき、人差し指の外側の、腕の内側の筋と筋の間。押すと鈍い痛みがある。

心臓のドキドキを抑えるツボ。緊張して汗だくになるタイプなら、日ごろからこのツボを刺激しておくことで、心理的に落ち着きやすくなります。

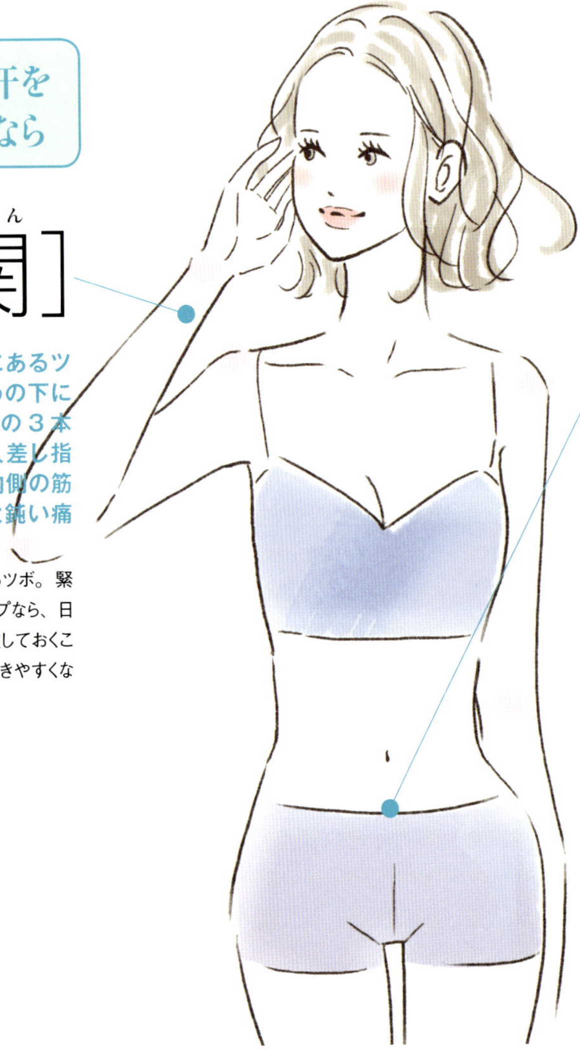

全身に汗をかきやすいなら

[気海《きかい》]

へその真下、指幅 1.5 本分のところ。

気を巡らせるツボ。自律神経を整えるので、体温調整を正常化させて過剰な汗を抑えます。

advice

遺伝で汗かきな人もいますが、ストレスで汗をかく人はまじめな人が多いです。辛いものを食べたときや暑いときに汗をかくのは正しい生理現象なので、自律神経によって体温調節機能を正常化させるためにも無理に抑えないほうがよいでしょう。

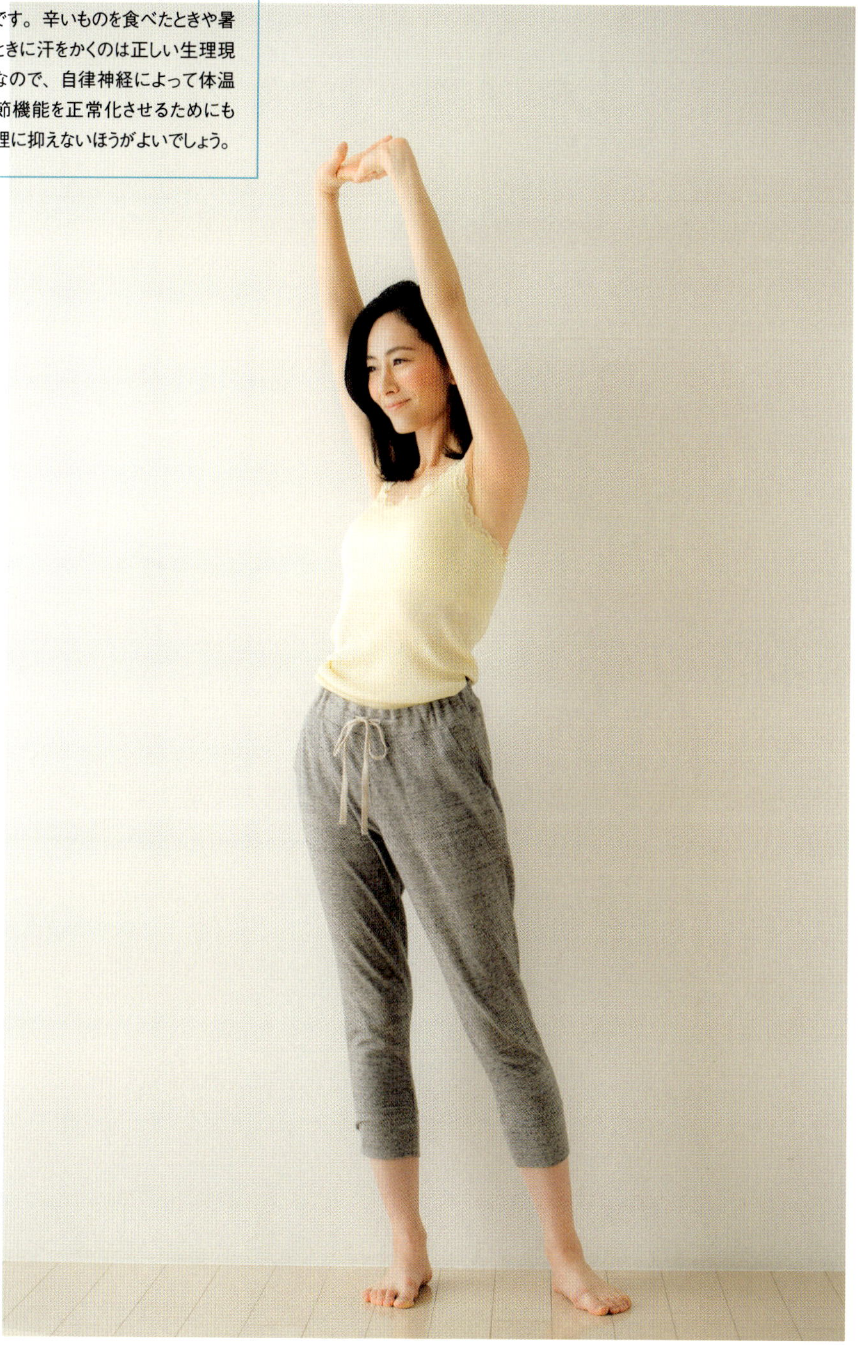

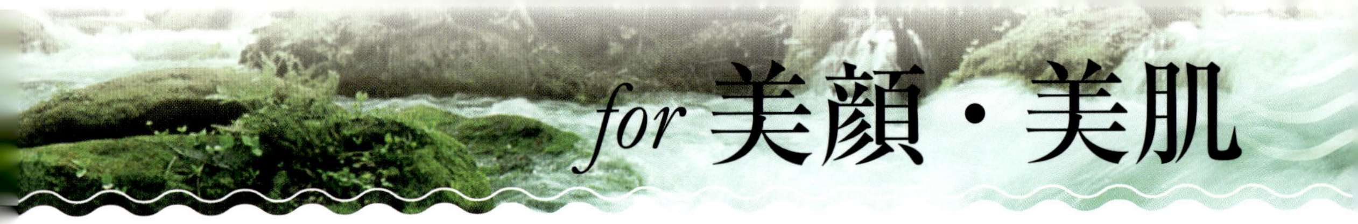

目の疲れ

パッチリと開いた目こそ、いきいき美人に欠かせないパーツの代表。しょぼしょぼの目や充血した目では、どんなに美人でもイッキに“おブス”に陥落してしまいます。また、眼精疲労は、肩や首のこりやストレスにもつながり、自律神経のバランスまで崩してしまうので、疲れを感じたらすぐにケアして、いきいき美人をキープしましょう。

乾燥して
かすんでいるなら

[行《こう》間《かん》]

足の甲側で、親指と人差し指の間の付け根。

眼精疲労から吐き気までひきおこしたときには、このツボが効果的。視界も気分もすっきりします。

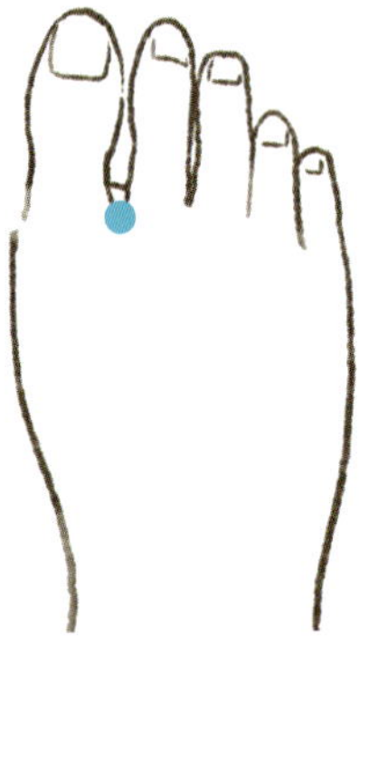

疲れを感じて
むくみが出てきたなら

[和《わ》髎《りょう》]

耳の上側の付け根あたりから顔側に指で軽く押しながらたどっていくとあるくぼみ。押したとき心地よさを感じる。

太い血管にあるツボなので、即効性があります。とくに、老眼や近視などで見えづらさによって疲れを感じている場合に効果的です。

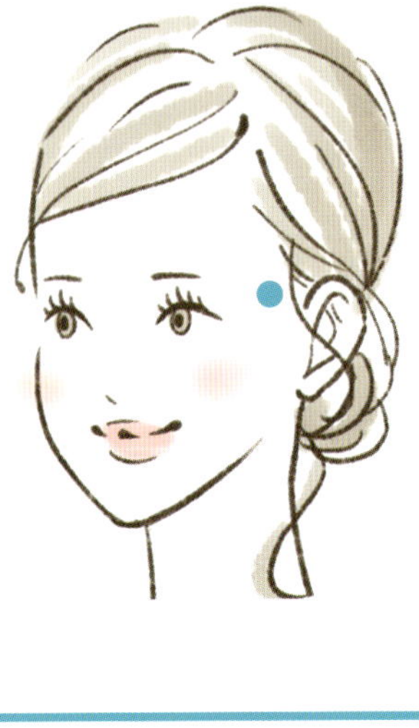

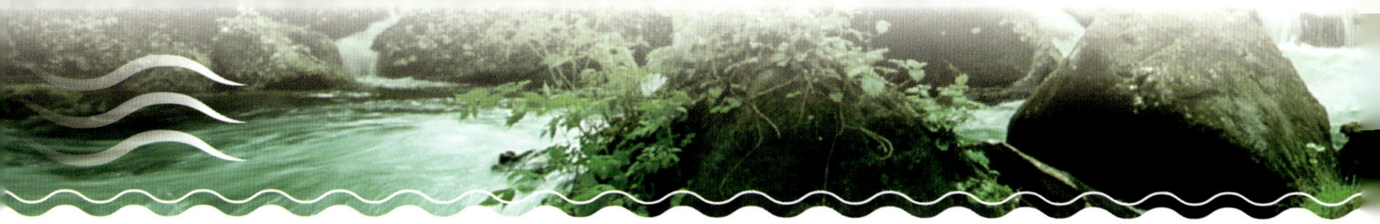

白目が赤く 充血しているなら

［臂《ひ》臑《じゅ》］

腕を伸ばして肩より上に上げたときにできる腕の骨の付け根のくぼみから、腕に向かって指幅３本分ひじ側の場所。

血流を促すツボ。目の疾患の治療にもよく使います。肩や首のこりにも効果があります。

乾燥してしょぼしょぼしているなら

［曲《きょく》池《ち》］

手のひらを胸にあてたときに腕の外側にできるしわの先端。

ホルモンバランスを整え、血流も促すツボ。血が水も運ぶので、うるおいを取り戻せます。親指から見ると「手三里」と「曲池」は一線上に並んでいるので、目安にするとよいでしょう。

advice

目のまわりにはたくさんのツボがあるので、押したり揉んだりするだけでも十分効果があります。目まわりは熱刺激を与えづらいので、ピンポイントにあてるお灸代わりではなく、温風を目まわり全体に広くあてて温めるとよいでしょう。

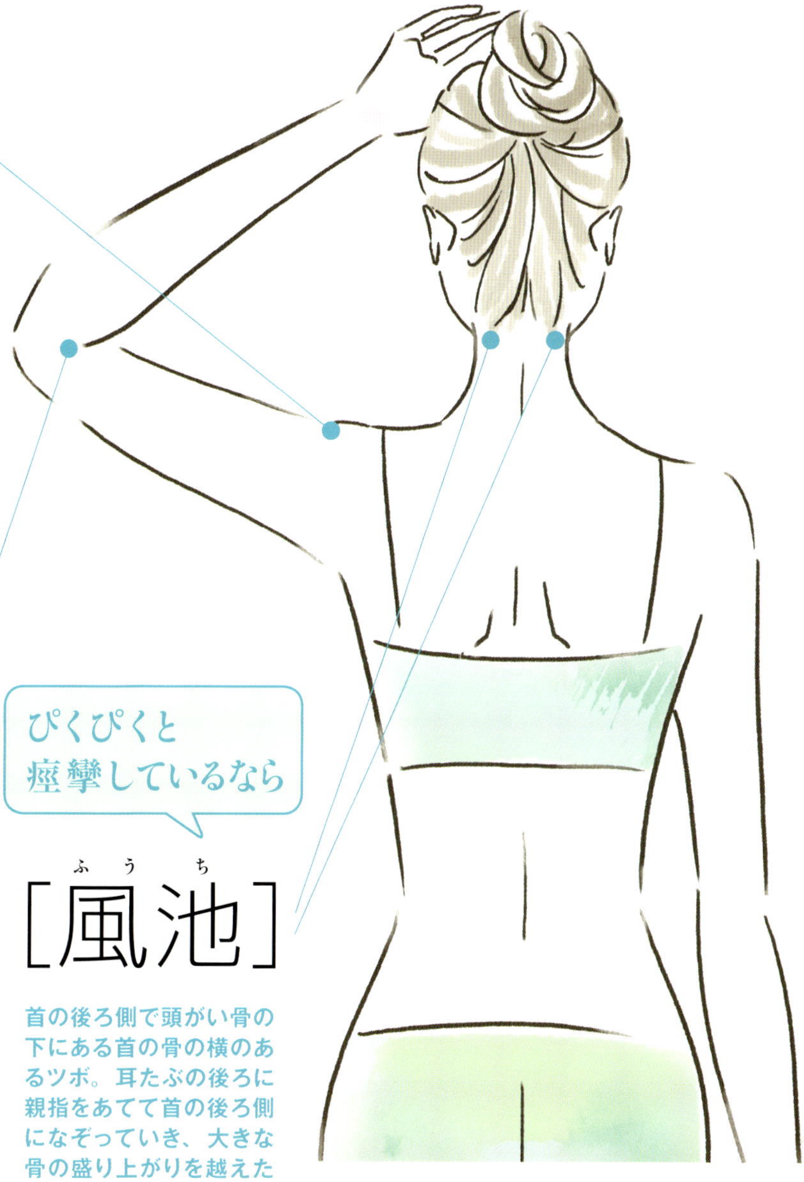

ぴくぴくと 痙攣しているなら

［風《ふう》池《ち》］

首の後ろ側で頭がい骨の下にある首の骨の横のあるツボ。耳たぶの後ろに親指をあてて首の後ろ側になぞっていき、大きな骨の盛り上がりを越えたところにあるくぼみ。

眼精疲労の王道のツボ。目の疲れから頭痛や肩こりまで引き起こしてしまったら、まずは、自律神経を整える効果もあるココを温めましょう。

薄毛

“髪は女の命”“髪は顔のフレーム”といわれるように、女性らしさや華やかさを引き立ててくれるのはふんわりとした美しい髪。毛が細くなったり抜けたりしてペタンコになると老けて貧相な印象が強まってしまいます。頭皮の血行を促すことで、かつての美しい髪と女性らしさを“復元”させることも、夢ではないかもしれません。

円形脱毛症になったなら

［身柱《しんちゅう》］

肩甲骨の上端を結んだ線上の背骨のすぐ下。

精神安定に効果的なツボ。ストレスによる血行不良を改善することで、髪が抜けにくく育ちやすい頭皮環境へと導きます。

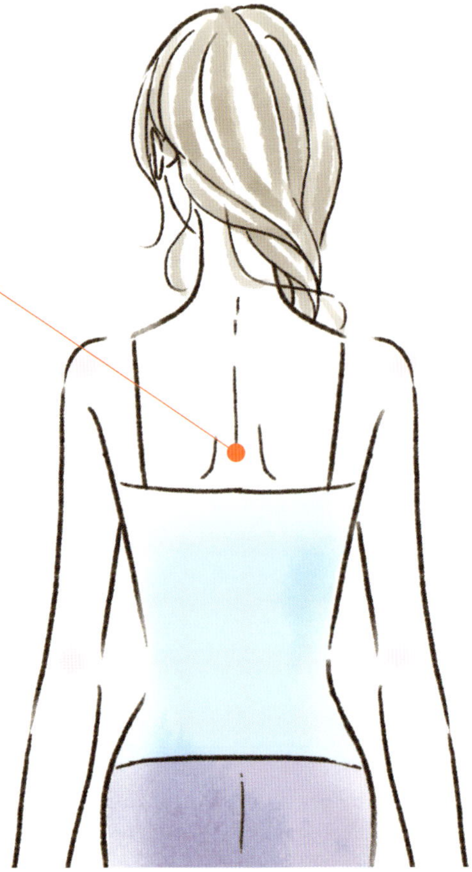

advice

頭皮にお灸をすえて薄毛を治療する方法は古くから行われてきました。円形脱毛症など部分的な脱毛がある場合は、該当する場所（局所）に熱刺激を与えましょう。円形脱毛症はストレスが原因の場合が多いので、ストレスを軽減し、リラックスする時間を増やしてくださいね。

全体的に毛が細く、毛量が減ってきたなら

[百会《ひゃくえ》]

頭のてっぺんのほぼ真ん中。左右の耳に親指を入れて両手で頭を抱えるようにしたとき、中指の先同士が合わさる場所。強く押すと鈍い痛みを感じる。

体全体のバランスを調整する万能ツボは、ストレスを取り除きながら血流を促し、毛根まで栄養を行き届けさせます。

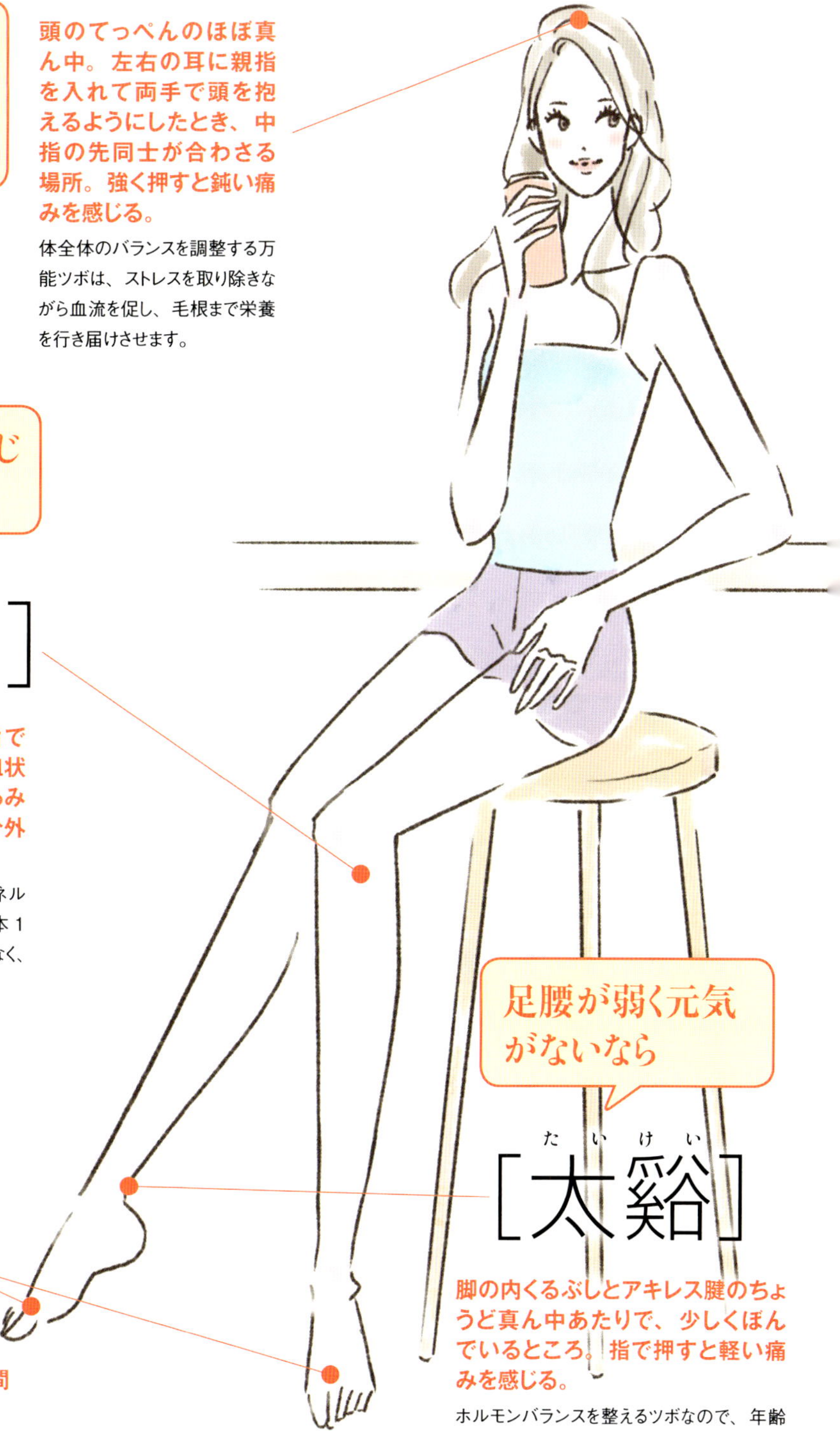

顔が青白く冷えを感じやすいなら

[足三里《あしさんり》]

むこうずねの骨を下側から指で探っていくと、ちょうどひざの皿状の骨の下にごつごつとしたふくらみがあり、そこから指の幅2本分外側の場所。

胃腸の調子を整え働きを活発にしてエネルギーの循環をよくするツボ。髪の毛1本1本太くしたり、抜けにくくしたりするだけでなく、美しい髪を育てるのにも効果があります。

赤ら顔でイライラしがちなら

[行間《こうかん》]

足の甲側で、親指と人差し指の間の付け根。

ストレスを解消するツボ。イライラなどの興奮をおさえることで、気分が静まります。

足腰が弱く元気がないなら

[太谿《たいけい》]

脚の内くるぶしとアキレス腱のちょうど真ん中あたりで、少しくぼんでいるところ。指で押すと軽い痛みを感じる。

ホルモンバランスを整えるツボなので、年齢を重ねて気になり始めた女性の薄毛に効果があります。抜け毛の予防として、日ごろからケアしておくとよいでしょう。

不眠

睡眠は心と体にとって大切な休息の時間。キレイは健康的な生活のうえに成り立ちます。寝不足状態で元気がない女性からはいきいき感はかもし出せません。東洋医学的には、寝つけない、眠りが浅い、というのは“頭の病”と考えます。仕事や悩み事などが気になる精神的ストレスを解消することで、深い良質の眠りを得られるでしょう。

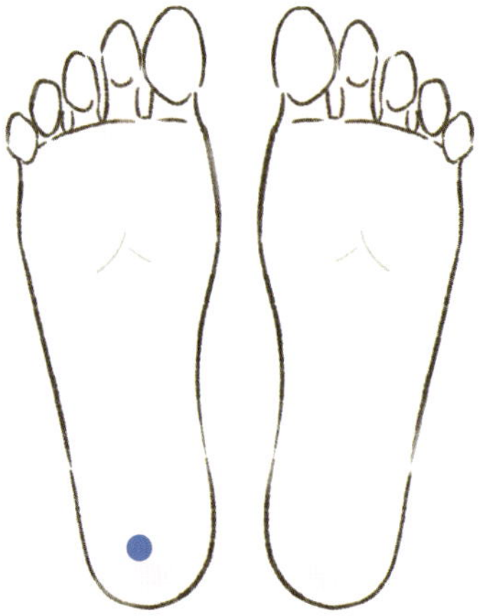

気になることがあって眠れないなら

［失眠《しつみん》］

かかとのふくらみの中央。押すと鈍い痛みを感じる。

気持ちを落ち着かせて深い眠りにいざなうツボ。真夜中に目を覚ましてしまう人や、睡眠中にこむら返りが起きる人にも効果があります。

イライラして高ぶって眠れないなら

［中封《ちゅうほう》］

脚の内くるぶしから約 2cm 足先方向にあるくぼみの中。押すと鈍い痛みを感じる。

精神的なストレスを抑えるツボ。悩み事で頭がいっぱいのときに、不安をとりさります。

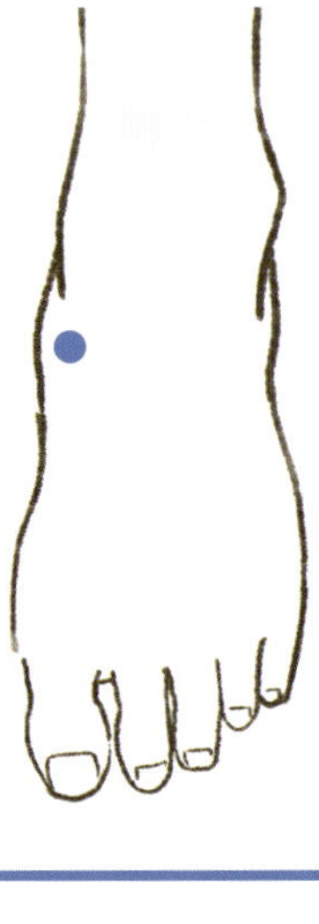

advice

冷えがひどくて眠れないという人もかなり多いです。夜にしっかりと眠れない状態が続くと、自律神経のバランスが崩れて体温調整もできなくなるため、さらに冷えの悩みも増し、体の悩みが増えたり、トラブルが悪化したりするので、早めに眠れない原因を改善しましょう。

イライラ、不安

ストレスや不安などの心の不満があると、表情がさえないばかりでなく、「交感神経」が優位になり「自律神経」のバランスが乱れ、体温が下がって体の不調につながります。ツボ刺激で心をすっきりさせて、“おブス”スパイラルから早々に脱出しましょう。定期的に熱刺激を与えておくと、不安やストレスへの抵抗力も高まっていきます。

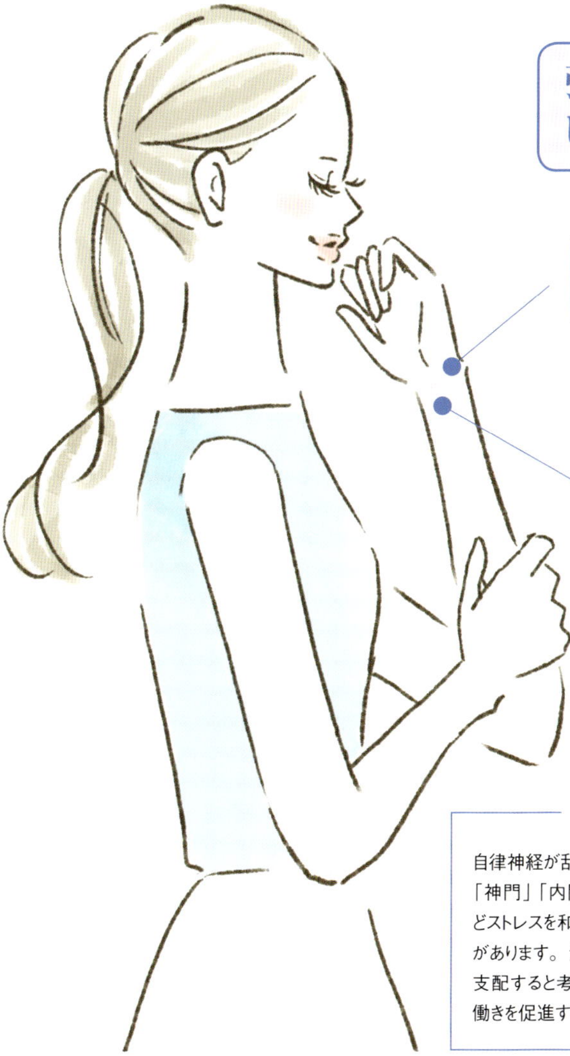

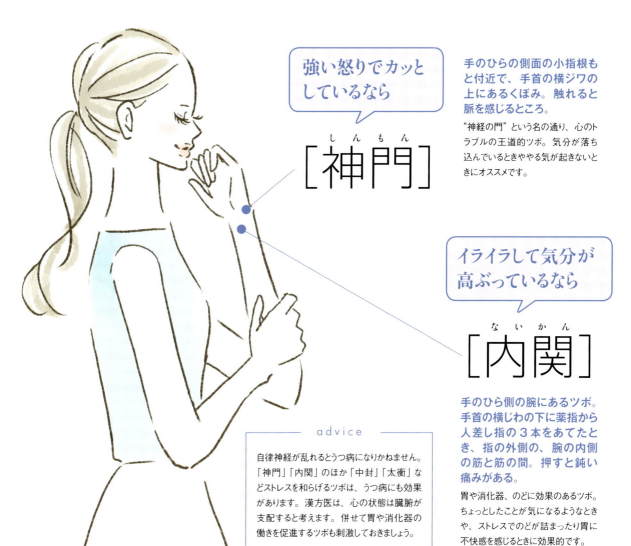

強い怒りでカッとしているなら

[神門《しんもん》]

手のひらの側面の小指根もと付近で、手首の横ジワの上にあるくぼみ。触れると脈を感じるところ。

“神経の門”という名の通り、心のトラブルの王道的ツボ。気分が落ち込んでいるときややる気が起きないときにオススメです。

イライラして気分が高ぶっているなら

[内関《ないかん》]

手のひら側の腕にあるツボ。手首の横じわの下に薬指から人差し指の３本をあてたとき、指の外側の、腕の内側の筋と筋の間。押すと鈍い痛みがある。

胃や消化器、のどに効果のあるツボ。ちょっとしたことが気になるようなときや、ストレスでのどが詰まったり胃に不快感を感じるときに効果的です。

advice

自律神経が乱れるとうつ病になりかねません。「神門」「内関」のほか「中封」「太衝」などストレスを和らげるツボは、うつ病にも効果があります。漢方医は、心の状態は臓腑が支配すると考えます。併せて胃や消化器の働きを促進するツボも刺激しておきましょう。

for 気分スッキリ

生理痛、更年期障害

生理前後や生理中の下腹部に感じる痛みや重さなどの不快感も、更年期障害のさまざまな悩みも、女性ホルモン分泌の乱れによるもの。体調や気分が不安定になるだけでなく、肌荒れなど表面的にもトラブルが起きてしまいがちです。日ごろからケアしておけば、症状が軽減し、ツラさを感じない体質に改善することも可能です。

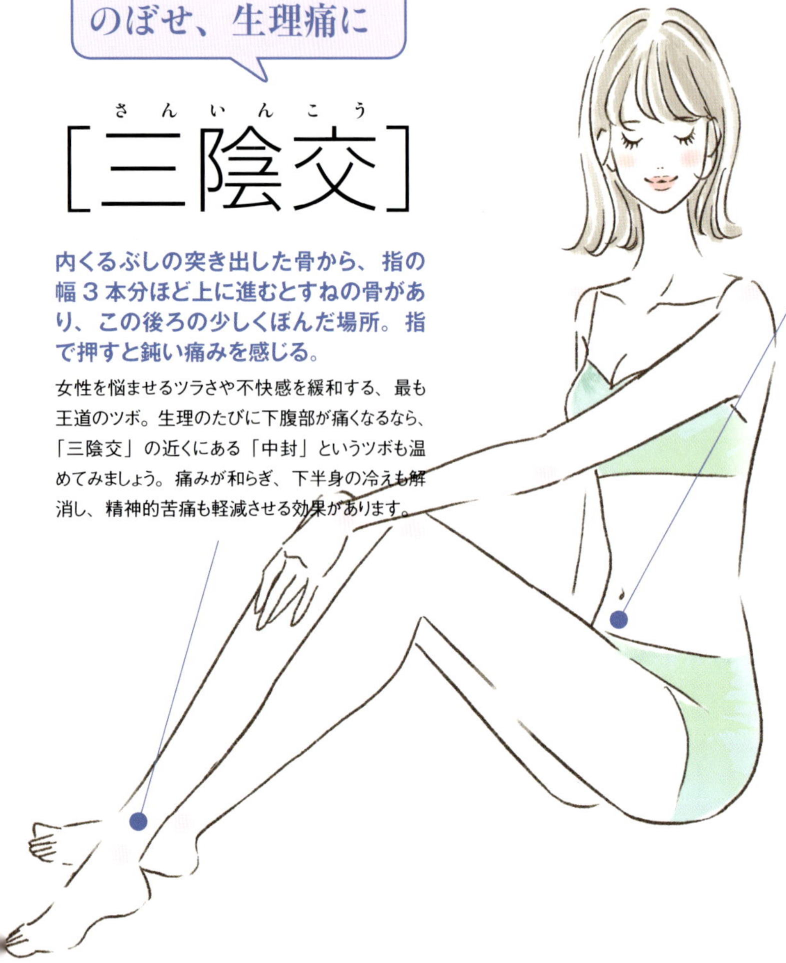

更年期のイライラやのぼせ、生理痛に

[三陰交《さんいんこう》]

内くるぶしの突き出した骨から、指の幅 3 本分ほど上に進むとすねの骨があり、この後ろの少しくぼんだ場所。指で押すと鈍い痛みを感じる。

女性を悩ませるツラさや不快感を緩和する、最も王道のツボ。生理のたびに下腹部が痛くなるなら、「三陰交」の近くにある「中封」というツボも温めてみましょう。痛みが和らぎ、下半身の冷えも解消し、精神的苦痛も軽減させる効果があります。

更年期で顔色が冴えなく冷えやすいなら

[気海《きかい》]

へその真下、指幅 1.5 本分のところ。

ツラくて元気が出ないときは、その名のとおり、気（活力）を巡らせて自律神経を整えるツボが効果的です。

advice

日常的に温めておくと、症状が出にくい体質に変わっていきます。「三陰交」は万能ツボのひとつですが、女性の下半身に起こる諸症状によく効くとあり、漢方医は出産のときの陣痛をやわらげる安産のツボとしても使います。

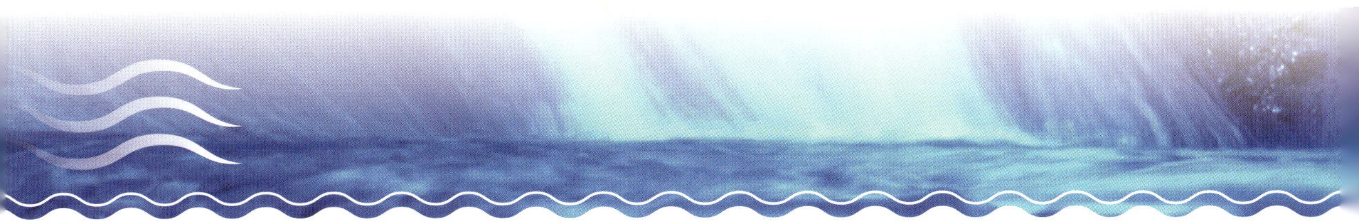

疲労、だるさ、バテ

だるそうで元気がないと、老けた印象になってしまいます。とくにハードに活動した疲労は一時的なので少し休めば元どおり復活しますが、理由がわからない虚脱感や脱力感、長く続く元気のなさは、もともと持っている気がダウンしていることが原因です。放置すると自律神経まで乱れ、芯から“おブス”になるので、早めにケアしましょう。

advice

疲れすぎて食欲もなくなっているほどバテているなら、自律神経の乱れが原因でしょう。夏バテがまさにその状態です。まずはしっかり睡眠をとり、胃腸を活性化させるツボの「三陰交」を刺激しましょう。足の疲れから来ている疲労の場合も「三陰交」が効果的です。

足腰に力が入らず手足がほてるなら

［太谿《たいけい》］

脚の内くるぶしとアキレス腱のちょうど真ん中あたりで、少しくぼんでいるところ。指で押すと軽い痛みを感じる。

肝機能を強化させることで、デトックス効果が高まり、疲労が回復します。自律神経の乱れから来る夏バテやアンチエイジングにも効果があります。

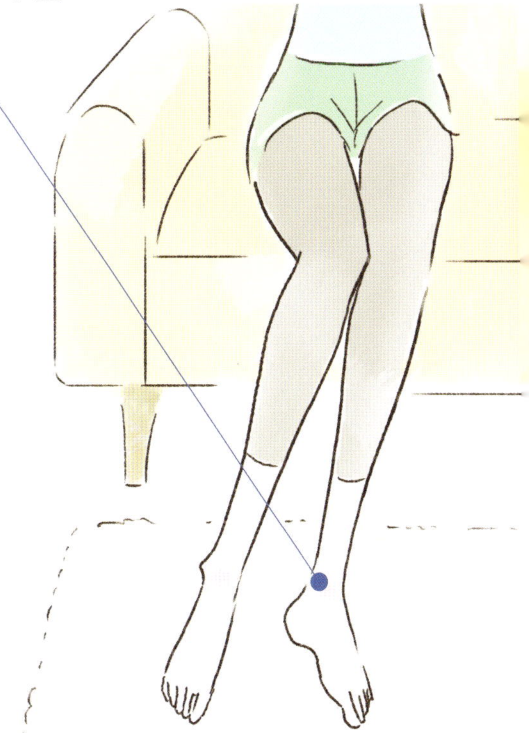

元気がなく力が湧いてこないなら

［湧泉《ゆうせん》］

足の裏側、親指と人差し指の付け根からのふくらみと、中指と薬指と小指の付け根からのふくらみが交わるあたり。手で足を掴んだときにできる、「人」という形のしわが交わるちょうど真ん中。

元気が泉のように湧いてくる大切なツボ。老化によっておこる腎機能低下、虚脱感、疲労を改善し、体力と気力を高めます。

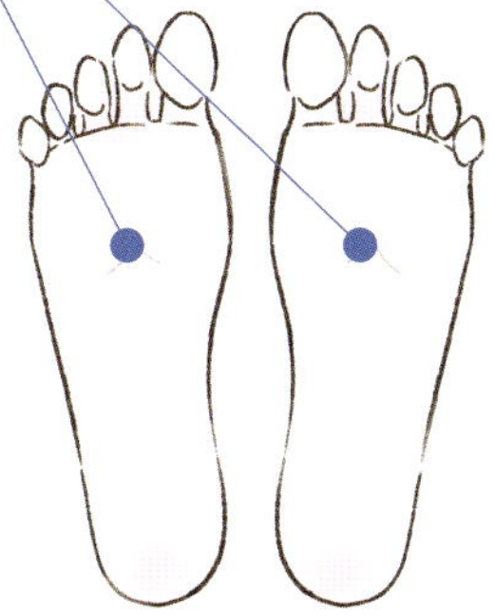

肩、首の痛み

日々忙しい女性を悩ます肩まわりや首筋のこり。ツラいと目が険しくなったり笑顔がつくれなくなったり……と、表情まで曇ってしまって、“おブス”印象に。首から肩へのこりは、血行不良や運動不足、疲労などが原因です。いつものようにツラいところをマッサージするのもよいですが、ツボを温めることでこり体質を改善することができます。

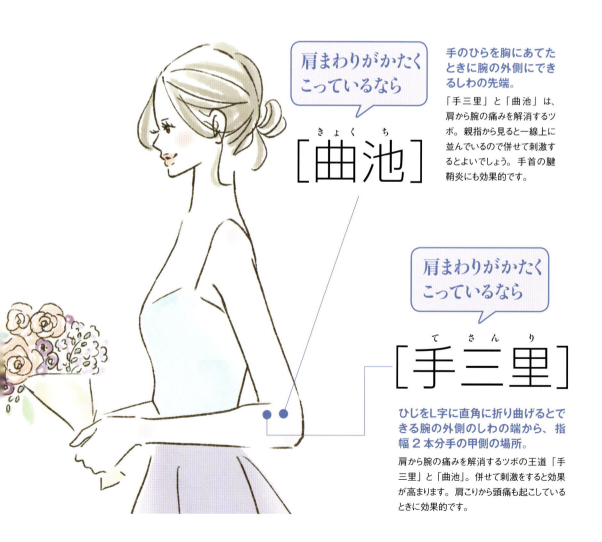

肩まわりがかたくこっているなら

［曲池《きょくち》］

手のひらを胸にあてたときに腕の外側にできるしわの先端。

「手三里」と「曲池」は、肩から腕の痛みを解消するツボ。親指から見ると一線上に並んでいるので併せて刺激するとよいでしょう。手首の腱鞘炎にも効果的です。

肩まわりがかたくこっているなら

［手三里《てさんり》］

ひじをL字に直角に折り曲げるとできる腕の外側のしわの端から、指幅２本分手の甲側の場所。

肩から腕の痛みを解消するツボの王道「手三里」と「曲池」。併せて刺激をすると効果が高まります。肩こりから頭痛も起こしているときに効果的です。

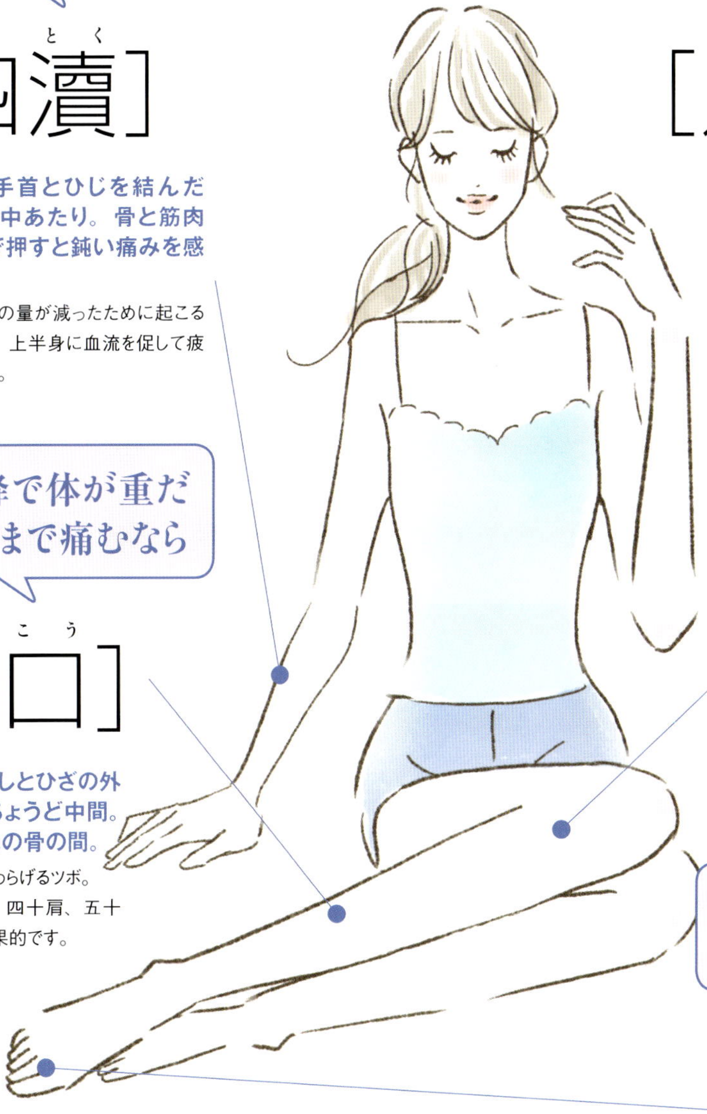

目の疲れにより首がこっているなら

[四瀆《しとく》]

手の甲側の手首とひじを結んだちょうど真ん中あたり。骨と筋肉の間で、指で押すと鈍い痛みを感じるところ。

脳へ流れる血液の量が減ったために起こる症状に効くツボ。上半身に血流を促して疲労を解消させます。

40代以降で体が重だるく、背中まで痛むなら

[条口《じょうこう》]

脚の外くるぶしとひざの外側の端とのちょうど中間。2本あるすねの骨の間。

筋肉の痛みをやわらげるツボ。肩関節の症状、四十肩、五十肩の悩みにも効果的です。

疲れやすく倦怠感があるなら

[足三里《あしさんり》]

むこうずねの骨を下側から指で探っていくと、ちょうどひざの皿状の骨の下にごつごつとしたふくらみがあり、そこから指の幅2本分外側の場所。

漢方医は慢性的な肩こりは、筋肉が弱っていることで起きると考え、胃腸の調子を整えるツボ「足三里」を刺激します。食べたものから栄養をしっかり吸収して筋肉の質を高めることで、肩こり体質が改善します。

ストレスがたまるとこりがちなら

[行間《こうかん》]

足の甲側で、親指と人差し指の間の付け根。

全身がこわばっている場合は、緊張などのストレスが原因のこともあります。

advice

首から肩まで全体的に温風をあてて熱を感じる部分が「阿是穴」です。まずはそこを温めてみましょう。ツラい方の逆側が熱いと感じるなら、痛みをかばっていることでこりが起こっています。「阿是穴」への熱刺激でも解消しなければ、ここで紹介したツボも試してみましょう。

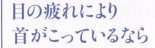

頭の痛み

重さを感じるような頭痛も、締め付けられるような頭痛も、突然起こりなかなか治まらないから困りもの。原因がはっきりしない頭痛の原因は、疲労やストレスがほとんど。頭のツボは足に多くあります。ツラさから解放されることで、頭とともに気分もスッキリして柔らかな笑顔が自然にこぼれてくるでしょう。

イライラやめまいがして頭が痛むなら

［太衝《たいしょう》］

足の甲の親指と人差し指の骨の付け根が交わって少し盛り上がっている部分。指を添えると脈を感じ、押すと痛みを感じる。

精神的苦痛がある場合は、ストレスを調節している関係のツボを刺激すると、痛みがやわらぎます。

頭の側面が痛む偏頭痛なら

［足臨泣《あしりんきゅう》］

足の甲の薬指と小指の骨を足首側にたどっていくと交わる手前のくぼみの中。薬指と小指の間の股から３センチ。強く押さえると激しい痛みを感じる。

こめかみから頭の片側だけ、あるいは側頭部がずきずきと痛むときに有効なツボです。足がつったときにも有効です。

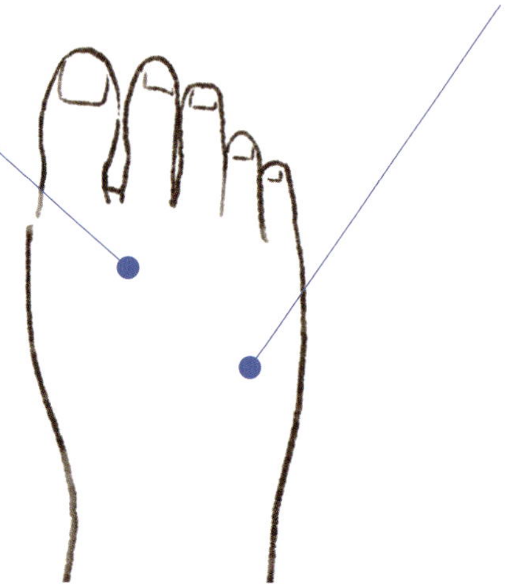

advice

首の後ろから後頭部が重くて痛いときは、足首後ろのアキレス腱と外くるぶしの間にあるくぼみの中間にある「昆崙（こんろん）」というツボも効果的。頭全体が痛いときや慢性頭痛に悩む人は、頭頂部のほぼ真ん中にある「百会」がオススメです。

腰の痛み

慢性的に腰に違和感や痛みを感じていると、それをかばう動きが癖になり、体のバランスを崩してしまいます。動きや姿勢からいきいき感が感じられなくなる前に、早めの治療と予防、体質改善が必要です。日ごろからさすったり押したりして刺激を与えつつ、熱刺激を与えて温めることを続けることで、腰痛になりにくい体質に変わります。

常に腰まわりが重く、痛みがちなら

［腎《じん》兪《ゆ》］

一番下の肋骨の高さの、背骨から左右に指２本分外側。

さまざまな経絡が集まる場所でもあるので、体の調子を整える効果もあります。腎の働きも整えるので、アンチエイジングにも効果が高いです。

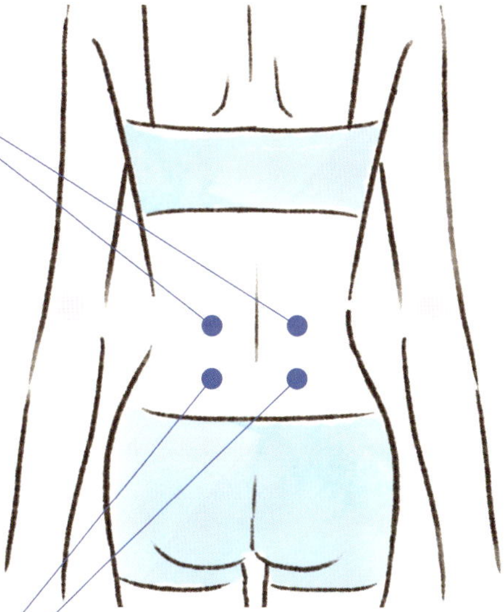

下半身全体に重さや痛みがあるなら

［関《かん》元《げん》兪《ゆ》］

上から５番目の腰の骨（体の中心の背骨の一番下に盛り上がっている骨）から、左右に指２本分外側。

下半身に痛みがある人、坐骨神経痛がある人には効果的なツボです。

腰が痛くて重苦しいなら

［腰《よう》腿《たい》点《てん》］

手の甲側の、人差し指と中指の間の股から手首のしわまでのちょうど真ん中と、中指と薬指の間の股から手首のしわまでのちょうど真ん中の２か所。腰が痛いときに押すと鈍い痛みを感じる。

腰痛治療で真っ先に使う王道のツボ。日ごろから指で押すなど刺激しておくと、痛みが軽減するうえ、腰痛の起きにくい体質に変わっていき、温めたときの効果も高まります。

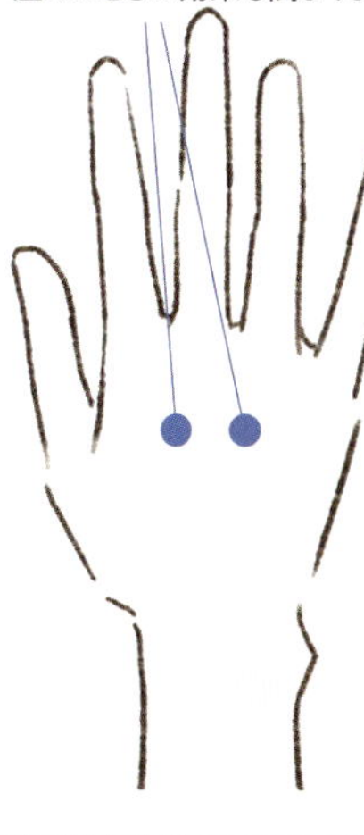

advice

腰に手をあててなでたり反ったりする。腰痛もちの人には心あたりがあるこの動きは、知らず知らずのうちに「腎兪」「関元兪」といったツボを刺激しているのです。腰の後ろなので温風を少しあてにくいですが、ドライヤーお灸が無理なら、カイロなどで温めて下さい。

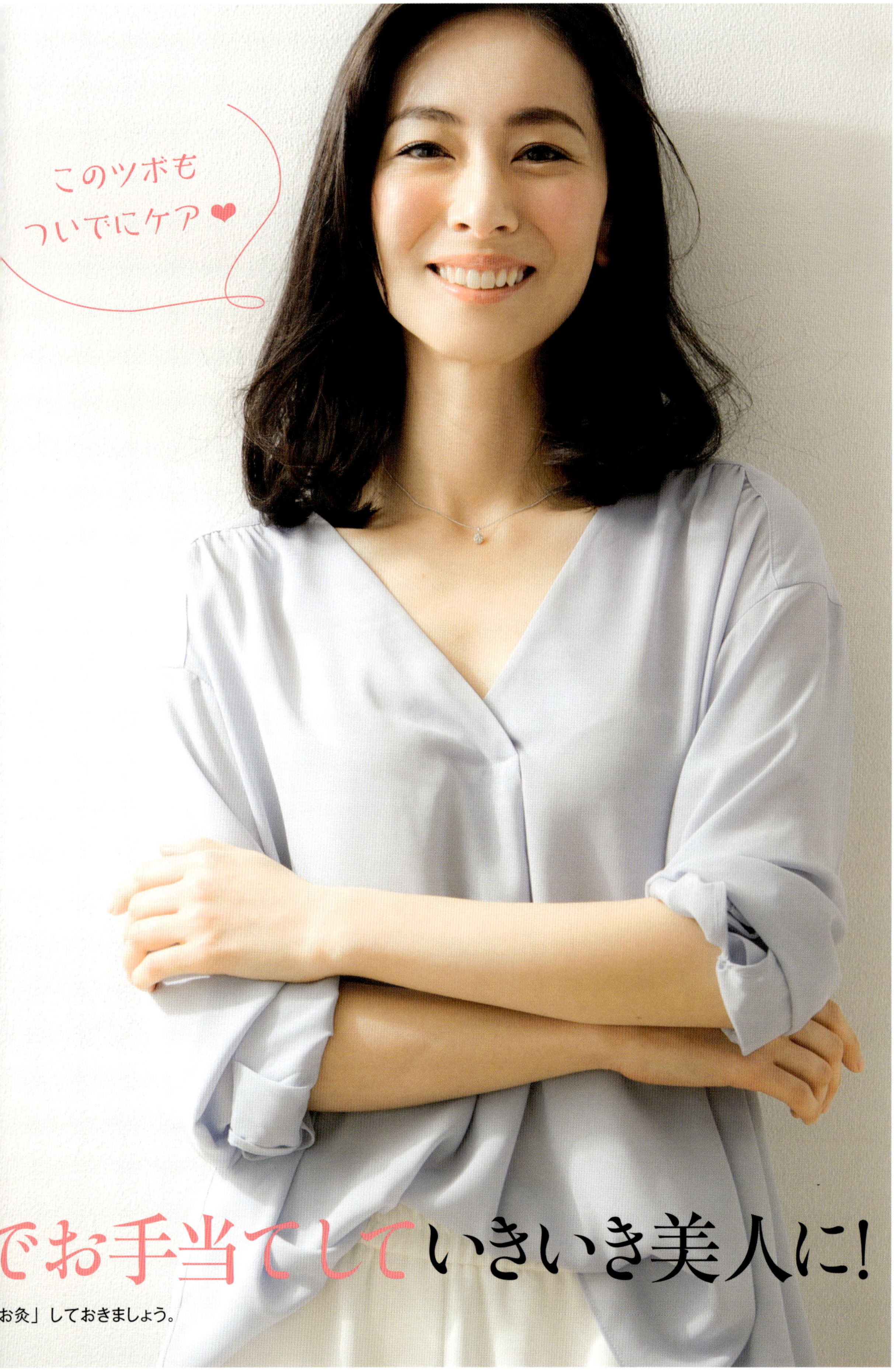

このツボも
ついでにケア❤

でお手当てしていきいき美人に!

お灸」しておきましょう。

二日酔い

★健理三針区（けんりさんしんく）→肝臓の働きを活性化し、アルコールの分解を促す……手のひらの中央からやや手首側の筋肉が盛り上がったところ

★裏内庭（うらないてい）→吐き気や下痢を解消する……足の裏の人差し指のすぐ下で、筋肉が盛り上がったところ

★神闕（しんけつ）→冷えた胃の状態を改善する……おへそ

★期門（きもん）→飲む前に刺激しておくことで悪酔いの予防にも……両乳頭から真下への延長線と肋骨が交わるところ

鼻水・鼻づまり

★迎香（げいこう）→鼻のトラブル全般に効果あり……小鼻のふくらみの横

★上迎香（じょうげいこう）→別名「鼻通（びつう）」。痛みを感じる程度強く押すことで、鼻づまりが解消……小鼻のふくらみのやや上で、硬くふくらんだところ。その名のとおり「迎香」のやや上

★睛明（せいめい）→鼻水を止める……鼻のつけ根の両脇。目頭の横のへこんだ部分

★大椎（だいつい）→鼻水が止まらない症状を緩和する……首を前に倒した時、首と背中の付け根に飛び出る骨の下

下痢

★裏内庭（うらないてい）→お腹の冷えによる下痢を即効で止める……足の裏の人差し指のすぐ下で、筋肉が盛り上がったところ

★天枢（てんすう）→腸の働きを活発化してデトックスするので感染性胃腸炎や食あたりなどに……へそから左右に指３本幅分外側

★大腸兪（だいちょうゆ）→ストレスによる腸の不調を改善。下痢にも便秘にも効果を発揮……腰の背骨を下にたどっていき、骨盤とぶつかったところの背骨の外側

のどの痛み

★照海（しょうかい）→……イガイガするときの痛みを緩和……足の内くるぶしのすぐ下

★少商（しょうしょう）→扁桃炎など、炎症を起こして腫れているときの痛みを緩和……手の親指の爪の生え際の下

★感冒点（かんぼうてん）→呼吸器の働きをよくして声のとおりをよくする……手のひら側の、人差し指と親指の骨が交わるところのくぼみ。「合谷」の裏

★天突（てんとつ）→のどの痛み全般に効果が……首の下の鎖骨の間にあるくぼみ

風邪

★合谷（ごうこく）→風邪のひきはじめの症状を緩和させる……手の甲の、親指と人差し指それぞれの骨の根元が交わるところから約1cm指先側

★雲門（うんもん）→咳が長引いている風邪に……鎖骨の下縁を肩に向かって指をたどっていくとあるくぼみ

★風門（ふうもん）→東洋医学的には風邪の菌が出入りする場所。風邪の症状緩和のほか、予防にも効果あり……首を前に倒したとき、首のうしろに飛び出した骨から指２本分下の背骨から指２本ぶん外側

歯の痛み

★太谿（たいけい）←歯が浮く感じや、ちょっとの刺激で痛むのをやわらげる……脚の内くるぶしとアキレス腱のちょうど真ん中あたりで、少しくぼんでいるところ

★合谷（ごうこく）→我慢できない痛みの応急処置……手の甲の、親指と人差し指それぞれの骨の根元が交わるところから約1cm指先側。押すと鈍い痛みがある

★下関（げかん）→一番虫歯になりやすい下の奥歯の痛みを緩和……顔の側面の頬骨の下側にある大きなくぼみ。口を開けたときに盛り上がってくぼみがなくなるところ

胃の痛み

★太衝（たいしょう）→緊張するとしくしくとする痛みを緩和……足の甲の親指と人差し指の骨の付け根が交わって少し盛り上がっているところ

★中脘（ちゅうかん）→寒い日など冷えたときの痛みを緩和……みぞおちとへそのちょうど中間地点。押しても痛みはほとんどない

★裏内庭（うらないてい）→ストレス性の胃の不快感や吐き気を緩和……足の裏の人差し指のすぐ下で、筋肉が盛り上がったところ

冷え

★主要４ツボの足三里、三陰交、百会、湧泉（22～23ページ参照）

★腎兪（じんゆ）→余分な水分を排泄して冷えをやわらげる…一番下の肋骨の高さの、背骨から左右に指２本分外側

★膈兪（かくゆ）→手足の冷えの緩和……左右の肩甲骨を結ぶラインの飛び出た骨の間から、指2本ぶん外側

★肝兪（かんゆ）イライラを解消して自律神経を整える→左右の肩甲骨を結ぶラインの飛び出た骨から背骨２本分下に下がった骨と骨の間の、指2本分外側

花粉症

★手三里（てさんり）→目と鼻の不快感を抑える…ひじをL字に直角に折り曲げるとできる腕の外側のしわの端から、指幅２本分手の甲側の場所

★合谷（ごうこく）→鼻水・鼻づまり、目のかゆみや充血、顔のむくみ、頭痛など首から上の症状全般に効果あり……手の甲の、親指と人差し指それぞれの骨の根元が交わるところから約1cm指先側

★上星（じょうせい）→鼻のむずむずやくしゃみを抑える……髪の生え際の中心から指一本分ほど上

こんなツラさも「ドライヤーお灸」

直接的に“キレイ”と関係ないけれど、「そういえばこういう悩みもある!」というものがあれば、ついでに「ドライヤー

素人でも見つけられるツボの探し方5つのヒント

ツボのほとんどは、針の先くらいのポイントです。少しずれると害があるのでは？　と心配する方も多いのですが、そんなことはありません。ツボが少しずれたくらいでは、効果が少なくはなっても、害は全くありません。ツボは、個人差もありますし、日によって、症状によって、体質によって、多少ずれる場合があります。

多くのツボは関節のへりや骨のへり、筋肉の付け根や境いめ、皮膚のシワの間などにあります。ご紹介したあたりを丁寧に探すと、以下のような特徴があります。そここそがツボです。

刺激の回数や時間などの決まりはありませんが、痛みを感じるようならトラブルが解消していないという合図ですが、苦痛を感じるならストップしましょう。痛気持ちいいくらいからはじめて、心地よいと思うまで繰り返すとよいでしょう。

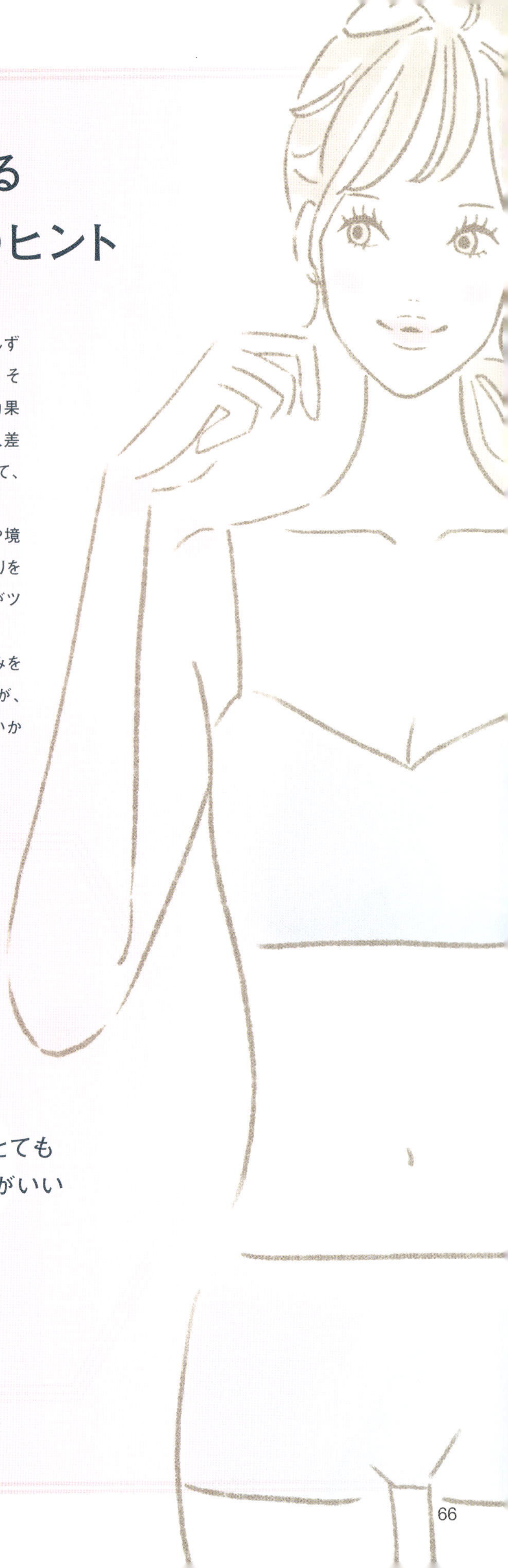

1
硬く
グリグリしている

2
押すとずしんと響き、
患部にまで響くことがある

3
押すととても
気持ちがいい

4
温度がまわりより
冷たいか温かい

5
皮膚がまわりより
ザラザラしている

第3章

ここも見直して
脱“おブス”生活

“おブス”のもとである冷えが改善され、冷えない体質に変わるには、
ドライヤーお灸によるセルフケアだけではなく、生活自体も
見直してみましょう。少しずつの努力で自然体美人に！

冷やし食材と温め食材の見分け方

OK食材とNG食材を知っておこう

中医学では古くから、「医食同源」という、食は生命の源であり、食を間違っていると病が発し、病が発しても食を正しくすることで病が治る、と考えられています。毎日体に直接入れるということから、いちばん影響が表れやすいというわけです。食材が持つ特性を生かし、体を本来の状態に戻す料理が「薬膳」です。

ちなみに中医学では、食べ物には五性（70ページ参照）があり、体を温める食材と冷やす食材に分けられますが、それを一品一品覚えるのは大変です。すべてに合致するわけではありませんが、ある程度見分ける簡単な方法があります。ポイントは「色」「味」「種類」「食感」「産地」の5点です。

実際、寒い地域や寒い季節には体温を上げるために体を温めるものが、暑い地域や暑い季節には体温を下げるために体を冷やすものがよく食されているでしょう。その土地のものを旬のときに食べるという「身土不二」という東洋思想がありますが、まさにそれです。

ただし、世界中のものがいつでも手に入るようになった現代、知らず知らずのうちに、寒い季節でも体を冷やす食材を食してしまうことが多くなっています。健康美を目指すなら、まずは食材を選ぶクセをつけましょう。

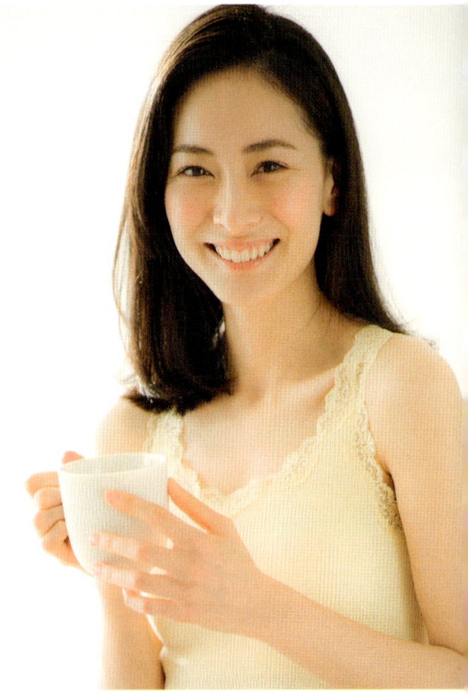

温める食材

Warm

産地
寒い地域

Loation

寒い地方や冬に旬をむかえる食材。ぶり、たら、ホタテ、鮭、かぶ、りんごなど。

色
赤・黒・黄・オレンジ

Color

暖色系で色が濃い食材。赤身の肉や魚、にんじん、かぼちゃ、赤唐辛子、黒豆など。

食感
固い

Texture

水分が少なく、身がしまっている食材。ドライフルーツや乾燥野菜、チーズなど。

味
しょっぱい、辛い

Taste

辛みや塩分。こしょうや唐辛子などの香辛料や、しょうゆやみそ、漬けものなど。

種類
根菜

Part

土の中で育つ根菜類。ミネラルが豊富で血行を促して体を温める。山いもや大根など。

1 温め習慣

食事

冷やす食材

産地
暑い地域
Location

暖かい地方の食材や夏に旬をむかえる食材。マンゴー、バナナ、キュウリなど。

色
青・白・緑
Color

寒色系や薄い色の食材。もやし、ナス、牛乳、ヨーグルト、小麦パン、白砂糖など。

食感
やわらかい
Texture

水分が多くて柔らかい食材。トマト、スイカ、パイナップルなど。

味
甘い
Taste

糖分の強いもの。とくに白砂糖や人口甘味料に注意。黒糖やハチミツなら、多少緩和されます。

種類
葉野菜
Part

地面より上にできる葉ものや実。白菜、水菜、チンゲンサイ、レタスなど。

体温を上げる栄養素はこれ！

●熱を生み出すエネルギー源

【糖質】【脂質】【たんぱく質】

生命活動を維持するエネルギー源となるのが三大栄養素である、糖質、脂質、たんぱく質。これらが足りないと体の機能が低下してしまうため、体温が下がる原因にもなります。

●熱の産生を助けるミネラル

【鉄】【亜鉛】【マグネシウム】

熱の産生を助けるなど、生命活動の維持や調節に必要で、体をつくる成分としても欠かせないのがミネラルです。とくにこの３つは、体温に深く関わります。

●冷え解消に役立つビタミン

【ビタミンＢ群】【ビタミンＣ】【ビタミンＥ】

体の中の生命活動の反応を促進する、スイッチや潤滑剤のような役割を果たすのがビタミンです。体内では合成されないので、すべて食品やサプリメントで摂取しなければなりません。

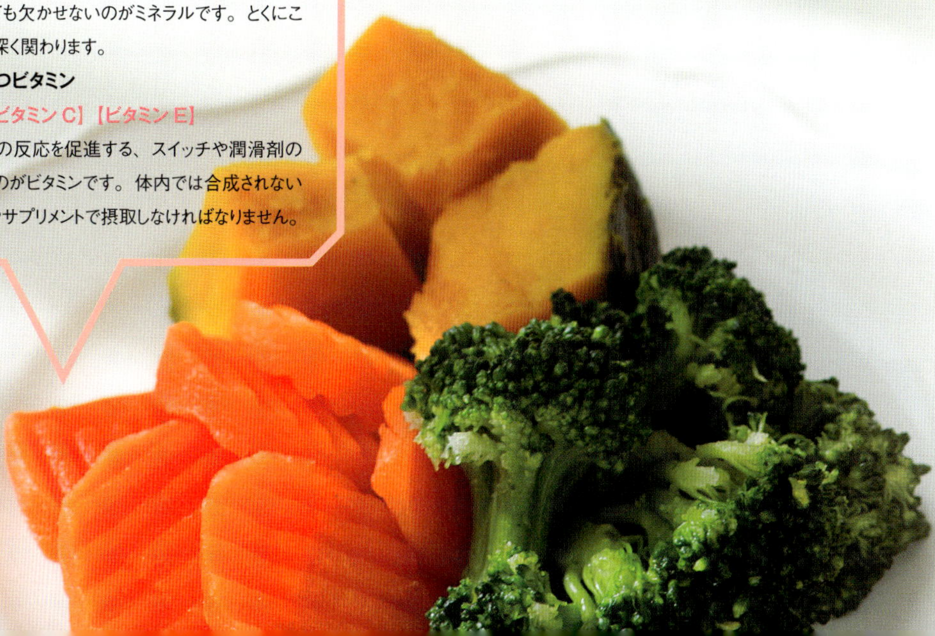

体を冷やさない食品リスト

東洋医学において、すべての食材は性質（体を温めるか冷やすか）により、5つに分けられます。
食材のほんの一部ですが、目安にしてみてください。

食材の性質がわかればもっと温め効果アップ

中医学では、食材が持つ「熱（体をとくに温める作用がある）」「温（体を温める作用がある）」「平（体を温めたり冷やしたりする作用が少ない）」「涼（体を冷やす作用がある）」「寒（体を特に冷やす作用がある）」という特性（五性）を活用した食事も治療のひとつと考えます。

体が冷えて〝おブス〟体質になっているならば、とるべきものは体を温める食材。「熱」や「温」の食性を持つ食材を積極的にとりましょう。ただし、同じものばかりを食べていては栄養バランスが偏ってしまいます。さまざまなものをとるよう心がけてください。

一覧は代表的なものだけなので、もしよく口にするものがあるならば、その食性もしらべておくといいですね（ネットなどで〝食性〟と入れて調べることができます）。

食べ方の工夫によっては、「涼」や「寒」の特性をやわらげることも可能ですので、71ページを参照してみてください。

		穀類 イモ類	糖類	豆類 ナッツ類	魚介類	海藻類	肉類 乳製品	野菜類	果物	飲料	調味料	油
体を温める食材	熱 体を温める作用が強く、興奮作用がある 温 体を温める作用がある。習慣的に多めにとっていると、冷えた状態からも回復しやすくなるという実験データもある	もち米 ライ麦 そば 黒ごま 山芋	黒砂糖 水あめ	インゲン そら豆 納豆 クルミ 松の実 栗	アジ、サバ、イワシ、フグ、エビ、タイ、カツオ、タラ、ナマズ、ブリ、アナゴ、ウナギ、羊肉、鶏肉、鹿肉		羊肉 鶏肉 鹿肉 チーズ	タマネギ、ニラ、ニンニク、ショウガ、ネギ、カブ、カボチャ、ダイコン、シシトウ、シソ、チンゲン菜、ミョウガ、ヨモギ、ワサビ、レンコン、ゴボウ、ニンジン、梅干し、しょうが、唐がらし、らっきょう	ザクロ キンカン ナツメ	日本酒 紅茶 ココア 中国茶 ハーブティ ルイボスティ	塩 しょうゆ みりん からし みそ シナモン こしょう 山椒 唐辛子 クローブ 八角	ごま油

		穀類 イモ類	糖類	豆類 ナッツ類	魚介類	海藻類	肉類 乳製品	野菜類	果物	飲料	調味料	油
中間の食材	平 体を温めたり冷やしたりする作用が少ない	玄米 白ごま 全粒粉 米 トウモロコシ サトイモ ジャガイモ サツマイモ 栗	ハチミツ	大豆、小豆、エンドウ豆、ゴマ、ギンナン、クコの実、けしの実、落花生、ココナッツ	ドジョウ、フナ、はまぐり、コイ、サヨリ、舌平目、スズキ、シラウオ、タチウオ、ヒラメ、アワビ、イカ、クラゲ			きゃべつ さやいんげん	ぶどう アンズ いちじく かりん 干し柿 いちご りんご すもも	ココア 焼酎 ウーロン茶	黒糖	

		穀類 イモ類	糖類	豆類 ナッツ類	魚介類	海藻類	肉類 乳製品	野菜類	果物	飲料	調味料	油
体を冷やす食材	涼 体を冷やす作用がある 寒 体を冷やす作用が強く、鎮静・消炎作用がある	小麦 こんにゃく	白砂糖	豆腐	カニ しじみ たこ	青海苔 昆布 天草 もずく わかめ	馬肉 バター	白菜 アスパラガス オクラ きゅうり なす ピーマン セロリ ゴーヤ もやし きのこ類 アボカド	バナナ、マンゴー、パイナップル、梨、柿、スイカ、メロン、びわ、みかん、キウイ、グレープフルーツ、マンゴウ	緑茶 コーヒー 牛乳 ウイスキー ビール	合成酢	

※女子栄養代と北里研究所の共同実験「東洋医学における食性の研究」（女子栄養大学臨床栄養学第２研究室）

体温を上げる調理法や食べ方

温め食材を選べないときでも、調理法や食べ方に工夫をすることで、効果的に体温アップを目指せます。どう食べるかに気を配るところから“冷え”食生活を見直していきましょう。

忙しくても外食派でもできることから始めて

まずは体温を下げる食習慣を避けるところから始めましょう。

人間の体内温度は体温プラス1度なので、37～38℃です。そこに冷蔵庫で冷やされた約4度のものが体内に入ったらどうでしょう。一気に体温が低下します。体温を正常に戻すには6000kcalものエネルギーが必要となり、体温のもととなるエネルギーが無駄遣いされてしまうのです。さらに、冷たいものは胃の働きを弱め、自律神経にまで影響をもたらします。

体を冷やす食材は避けるべきですが、おいしい料理をつくるための材料として「涼」や「寒」の食材が必要ならば、加熱して温める、体を温める食材と組み合わせる、といった工夫でその特性をやわらげることが可能です。ネギ、しょうがなどの薬味をプラスする、香辛料系の調味料を使用するのも効果的です。

物理的に温かいものをとる習慣なら簡単に始められるでしょう。白湯のほか、しょうが紅茶やルイボスティがオススメです。

1 いろいろな食材で栄養素をバランスよくとる

さまざまな食材をとれば、それぞれが持つ多くの栄養素が得られ、体内で熱を効率よく生み、巡らせる体質へと変わっていきます。

2 よく噛む 目安は一口30回

噛むこと自体も体に熱を生み出しますし、消化のためのエネルギーの無駄遣いが減ることで、全身に熱がいきわたります。

3 温かいものを食べる

物理的に温かいものが胃袋に入ると、体が温まります。冷やす食材も、温めて食べることでその特性が持つパワーをやわらげます。

4 体を温める食品を食べる

体を温める食材（68～70ページ参照）を積極的に選びましょう。薬味やスパイスを活用すれば、冷やし食材も効果がやわらぎます。

5 食べるタイミングに注意

下のグラフを見てもわかるように、代謝にはリズムがあります。タイミングを合わせることで効率よく、熱を生み出すことが可能です。

6 無理なダイエットは厳禁！

食事をとらない、極端に減らす、運動のしすぎなど、無理なダイエットは、体内で熱を生み出すことすらできなくなってしまいます。

7 食べすぎない 腹七分が目安

胃の中に消化すべきものがあると、血液が胃に集中してしまうため、血流が悪くなり、体温が下がってしまいます。

8 水分は常温以上の温かいものを

糖分が多くてキンキンに冷えた清涼飲料のイッキ飲みはもってのほか。できれば体温よりも温かいもの、最低でも常温のものを選んで。

9 毎食前に白湯を飲む

胃腸が温まることで、働きが促進され、代謝もアップ。食べすぎの防止にも効果が。体温より温かくおいしいと思える程度が適温です。

10 白砂糖は極力とらない

白砂糖は水分を抱え込むため、とくに体を冷やします。もし甘さをプラスしたいなら、ハチミツや黒砂糖で代用しましょう。

体温と代謝のリズムに合わせて、適したものを食べましょう

食べ物からの栄養を体を動かすエネルギーに変えるのが「代謝」です。
代謝で生み出されるエネルギーの半分は、体温の維持に関係しています。

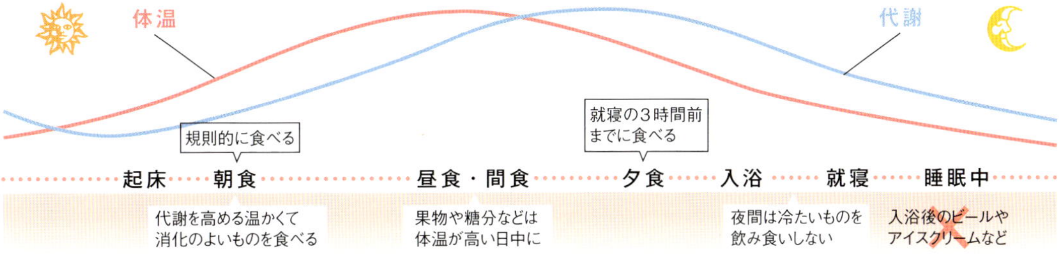

いるパワーを毎日の食事で上手にチャージ

体を冷やしやすい食材も、調理法によっては体を冷やしにくい料理に変えられます。体で熱を作るのに必要なたんぱく質や脂質などと組み合わせたり、発酵調味料や塩分、ピリッとした風味のスパイスなどを使うのがオススメです。

豆乳キムチ鍋

温め体質にシフトするのに効果的な発酵食品のキムチと納豆を使ったウマ辛鍋。熱を生む筋肉を育てるために必要なたんぱく質が豆乳にはたっぷりなので、スープまで飲み干しましょう。

＜材料＞
豆乳…………1000ml
キムチ…………100g
みそ…………大さじ２
納豆…………1パック
豚バラ肉…………200g
きのこ類（しいたけ、しめじ、えのき）…………適量
にら…………1／2束
豆腐…………1／2丁

＜作り方＞
1 鍋に豆乳、キムチを入れて加熱し、みそを溶き入れる。
2 納豆と食べやすい大きさにカットした、野菜、きのこ類、豆腐、豚バラ肉を入れて煮る。

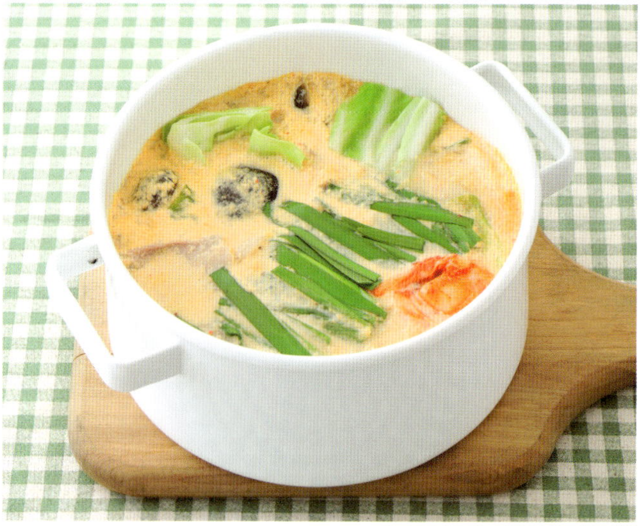

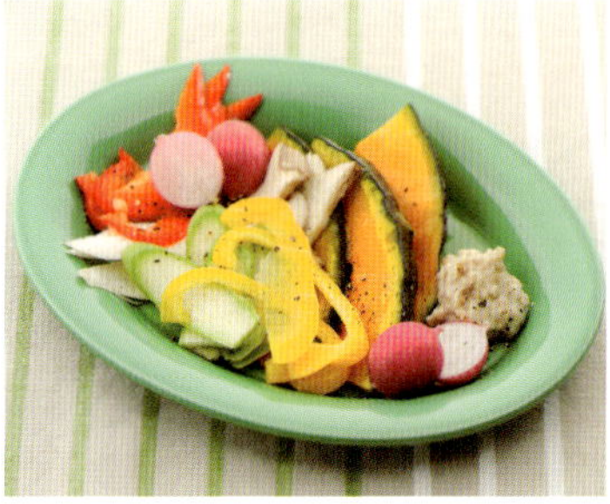

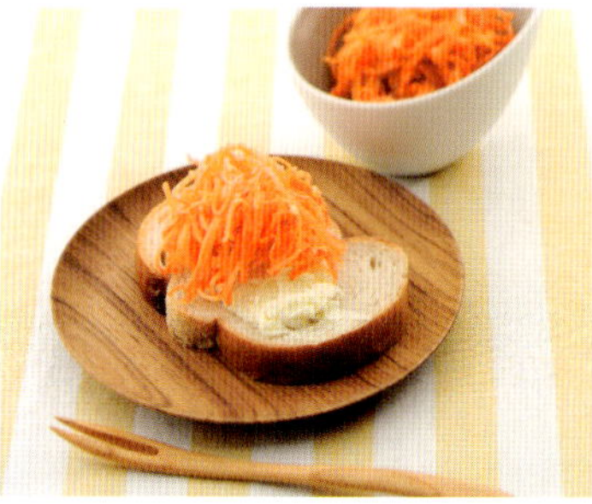

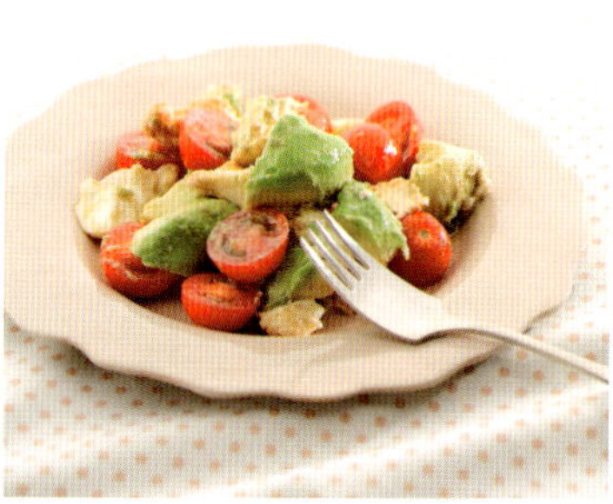

カラフル野菜の温サラダ

体を冷やさずに野菜の栄養をしっかりたっぷり取りたいなら、生のままより蒸すのがオススメ。食べやすく、野菜本来の味も楽しめます。体を温める根菜類や、鮮やかな色合いの野菜を中心に選びましょう。

＜材料＞
かぼちゃ、赤パプリカ、黄パプリカ、アスパラ、エリンギ、ラディッシュなど、好きな野菜を各適量

＜温活ドレッシング＞
・自然塩＋オリーブオイル
・ごま＋マヨネーズ
・みそ＋マヨネーズ
・にんにくのすりおろし＋マヨネーズ

＜作り方＞
1 低温で熱するため、すべての材料を熱が通りやすいようカットする。硬いものは薄切りに。
2 蒸し器に水を入れ、火にかける。沸騰したら弱火にしてふたをずらす。蒸し器の中が約60℃になるのが理想。
3 カットした野菜類を蒸し器に並べ、ふたをせず20分蒸す。
4 蒸し上がったらさらに盛りつけ、好みのドレッシングをかける。

キャロットカナッペ

βカロテンなど、代謝を上げて体をあたためる栄養素がたっぷりのにんじんをたっぷりとれる副菜。小腹がすいたときの間食にもオススメです。にんじんやくるみの食感のおかげで、満足度も高い一品です。

＜材料＞
にんじん…………1／2
自然塩…………適量
エクストラバージンオリーブオイル…大さじ２
くるみ…………大さじ２
胚芽ブレッドなどのパン…………適量
サワークリーム………適量（なくてもOK）

＜作り方＞
1 にんじんは皮をむかずに千切りにする。自然塩を振ってもみこみ、しばらくおいておく。
2 くるみはすこし炒ってから細かく刻む。
3 にんじんがしんなりしたら水分をしぼり、2のくるみとオリーブオイルを混ぜ合わせる。

プチトマト・モッツァレラ・アボカドのサラダ

抗酸化作用の高いトマトとアボカドたっぷりの、体の老化を防ぐサラダです。発酵調味料のしょうゆをドレッシングに。モッツァレラチーズを加えることで、熱を生む体に導く良質なたんぱく質もしっかりとれます。

＜材料＞
プチトマト…………5個
フレッシュモッツァレラ…………50g
アボカド…………1／2個

＜ドレッシング＞
わさび…………適量
しょうゆ…………小さじ1.5～2
オリーブオイル…………大さじ1

＜作り方＞
1 プチトマトはヘタをとり、半分にカットする。
2 フレッシュモッツァレラは手でひと口大にちぎる。
3 アボカドは皮ごと縦半分にカットし、スプーンを使ってひと口大にくり抜く。
4 1～3にドレッシングを回しかけてサッとあえる。

食材が持って

レタスと干しエビの煮びたし

体を冷やす葉ものも、体を温める発酵調味料を使うことで、冷やさない料理にチェンジ！　蒸すことで、生のままよりたっぷり食べることができます。エビの風味で薄味でも満足度の高い味に。

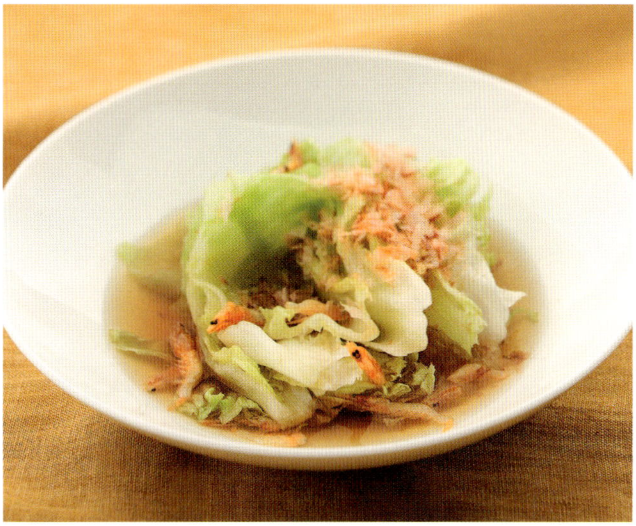

＜材料＞

レタス……………　1／２個　薄口しょうゆ……　大匙1.5
干しエビ……………大さじ１　みりん………………大さじ１
酒……………………大さじ１　かつおぶし……………　適量
だし汁………………２カップ

＜作り方＞

1 レタスは適当な大きさになるよう、ざっくりと手でちぎる。
2 干しエビは酒をまわしかけて戻しておく。
3 鍋にだし汁を入れて火にかけ、沸騰したら薄口しょうゆとみりん、戻した干しエビを加え、ひと煮立ちさせる。
4 火を止めて汁が60℃くらいになったらレタスを入れる。鍋にフタをして５分蒸らす。
5 器に盛り付けたらかつおぶしをかける。

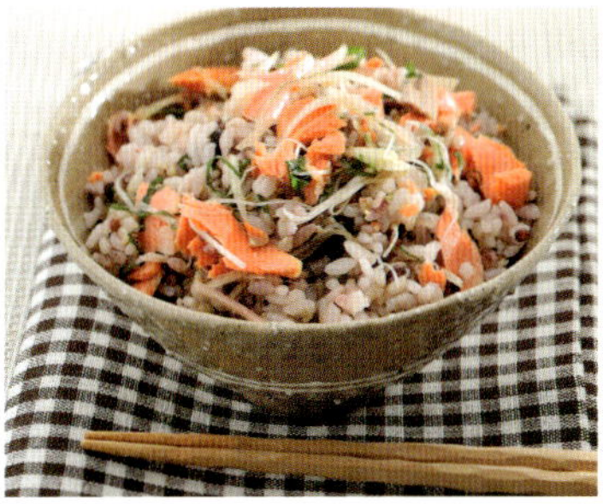

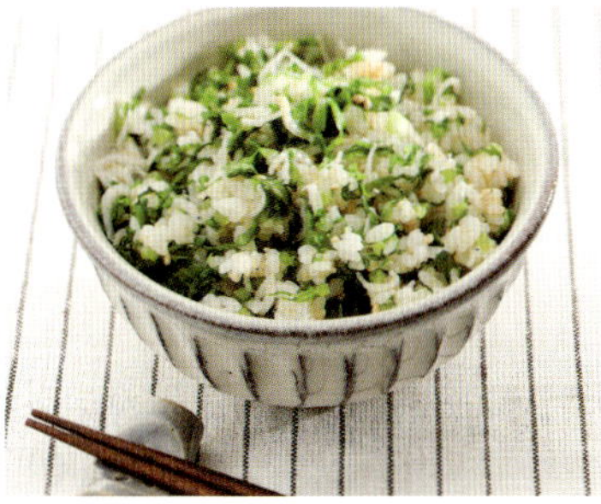

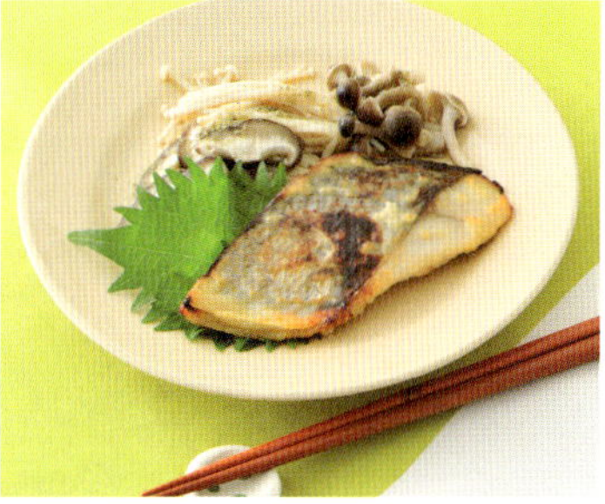

鮭と薬味の雑穀ごはん

体を温め食材である鮭を使った混ぜごはん。雑穀ごはんにすることで、ミネラルなどの栄養がたっぷりとれ、プチプチとした食感で満足度も感じられます。消化を助ける香り野菜であるみょうがや大葉、長ねぎを、薬味としてプラスすれば、食が進みます。

＜材料＞

鮭……………………………………　１切れ
雑穀ご飯…………………………　茶わん２杯

（薬味）
大葉（千切り）…………………………　１枚
みょうが（千切り）……………………　１本
長ねぎ（白髪ねぎ）…１本
ゆずこしょう…少々

＜作り方＞

1 鮭は焼いて、身をほぐす。
2 大葉、みょうが、長ねぎはカットしたら軽く水にさらし、水分を切ったあと、ゆずこしょうを加えてまぜる。
3 雑穀ごはんに、１の鮭と２の薬味を加えて混ぜ合わせる

じゃこと大根葉のまぜご飯

体を温める雑穀入りのご飯、大根葉、じゃこにはカルシウムやミネラルなど栄養がたっぷり。かみごたえも十分なので食べすぎを防ぐため、胃腸の疲労を回避できます。自然塩は体を温めますが、とりすぎに注意しましょう。

＜材料＞

大根葉……………………………………100g
ちりめんじゃこ……………………　大さじ１
自然塩……………………………………　少々
しょうゆ……………………………　小さじ１
いりごま…………………………　大さじ１／２
アマランサス入りごはん…………茶碗２敗

＜作り方＞

1 大根葉は小さく刻み、自然塩を振ってしばらく置く。水分が出てきたら絞る。
2 １の大根葉、ちりめんじゃこ、しょうゆ、いりごまを混ぜ合わせる。アマランサス入りごはんを加えてサッと混ぜる。

さわらの西京漬けときのこ山椒風味

みそと塩こうじを使えば、健康的な発酵料理のできあがり！　燃焼を助ける良質の油と筋肉をつくるたんぱく質がたっぷりの魚料理に、腸内環境を整える食物繊維はきのこを添えて。山椒も体を温める調味料のひとつです。

＜材料＞

さわら……………………………………　２切れ
白みそ……………………………………100g
塩こうじ……………………………　小さじ１／２
しいたけ…………………………………　２個
えのき……………………………　１／２パック
しめじ……………………………　１／２パック
酒………………………………………　大さじ１
塩…………　少々　山椒………　少々

＜作り方＞

1 みそ、みりん、塩こうじを混ぜたものに、さわらを数時間からひと晩漬け込んでおき、グリルで焼く。
2 きのこ類はすべてほぐして耐熱皿にのせ、酒をまわしかけてからラップをして電子レンジにかける。
3 塩と山椒で味をととのえる。

温め習慣

末端ケア

手先&足先を動かして毛細血管に血液を流す

末端まで血液を促せば全身もじんわり温まる

体の表面をさすることは、摩擦熱で温かさを感じるだけでなく、筋肉を物理的に動かすことで血流を促すため、体温が上がります。しかし、一度冷えるとさすってもなかなか温まらないのが手指や足指などの末端。とくに手には毛細血管がびっしりと張り巡らされており、その毛細血管がねじれたり何かが詰まったりすればすぐに血行が滞り、そのまま放置しておくと毛細血管自体が機能しなくなってしまいます。血液が行き届かなくなった場所は冷える一方になるわけです。

心臓から最も遠い足の指や、静脈と動脈が切り替わる重要なポイントにもなっている手の指といった末端の毛細血管に血液をいきわたらせることができれば、全身の血行も改善され、体が温まっていくでしょう。

古くから伝わる健康法〝血の道療法〟に、簡単ですが即効性がある、末端の血流を促す方法があります。本格的なマッサージや運動などができないときでも、手軽にできるので試してみてください。

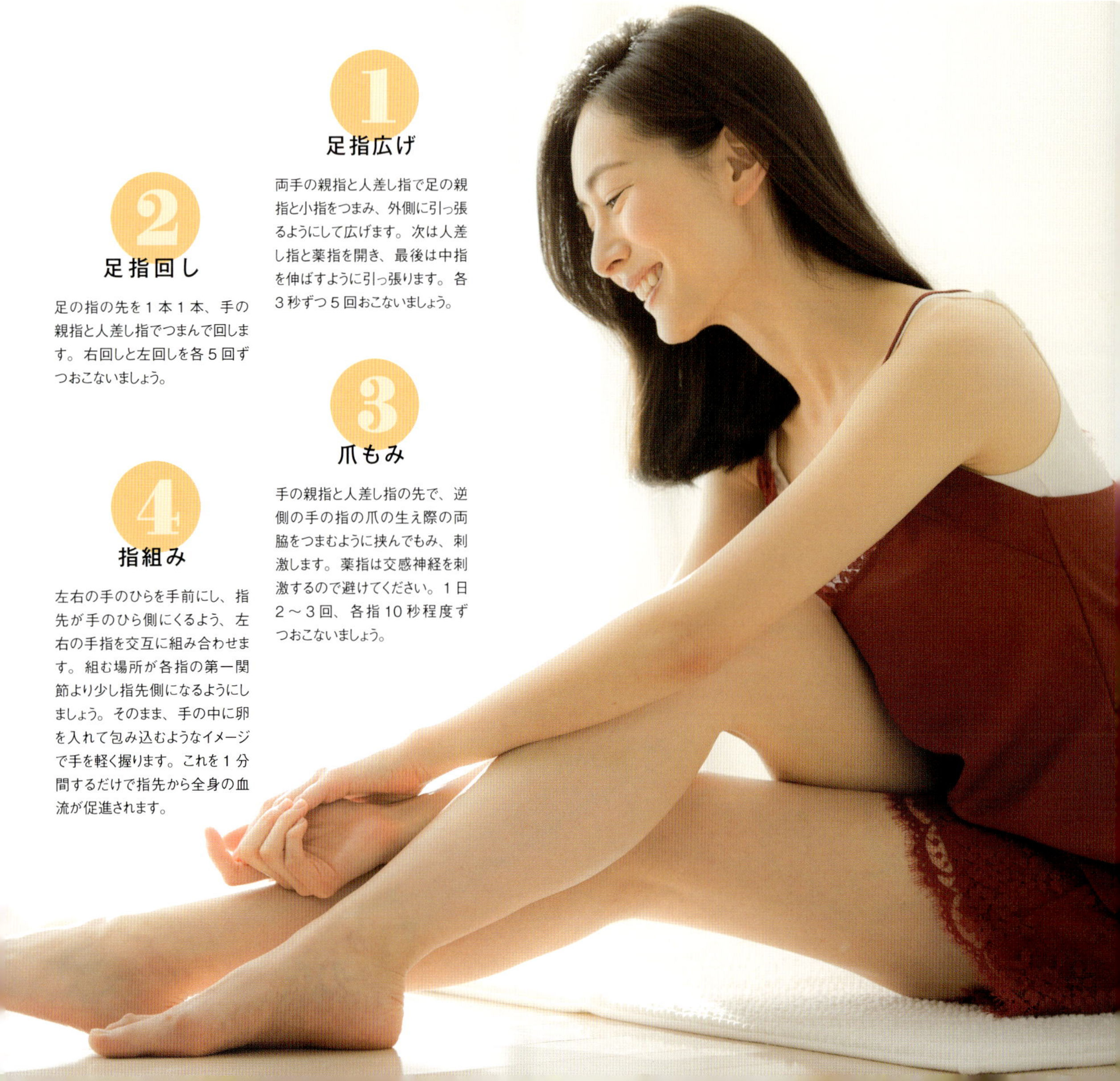

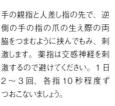

1 足指広げ

両手の親指と人差し指で足の親指と小指をつまみ、外側に引っ張るようにして広げます。次は人差し指と薬指を開き、最後は中指を伸ばすように引っ張ります。各3秒ずつ5回おこないましょう。

2 足指回し

足の指の先を1本1本、手の親指と人差し指でつまんで回します。右回しと左回しを各5回ずつおこないましょう。

3 爪もみ

手の親指と人差し指の先で、逆側の手の指の爪の生え際の両脇をつまむように挟んでもみ、刺激します。薬指は交感神経を刺激するので避けてください。1日2～3回、各指10秒程度ずつおこないましょう。

4 指組み

左右の手のひらを手前にし、指先が手のひら側にくるよう、左右の手指を交互に組み合わせます。組む場所が各指の第一関節より少し指先側になるようにしましょう。そのまま、手の中に卵を入れて包み込むようなイメージで手を軽く握ります。これを1分間するだけで指先から全身の血流が促進されます。

温め習慣

睡眠

質のよい睡眠こそが心身を健康に導く

心身をリセットし修復する大切な時間

睡眠は単に体を休ませるのが目的ではありません。心身をリセットして修復するのが本来の目的です。睡眠時間が短かすぎたり、質が悪かったりすれば、リセットと修復がしきれず、心身ともに疲れが蓄積し、自律神経のバランスが崩れていき、血流が悪くなって低体温に。やがて免疫力が下がって、不調や〝おブス〟などの悩みが表れてくるでしょう。

質のよい睡眠のために最も大切にしたいのは「生活リズム」です。起きた直後に太陽光を浴びると、体内時計がオンになりリズムを刻み始めます。そうすると14時間後にメラトニンというホルモンが分泌され始めて副交感神経が優位になり、その1〜2時間後に眠くなってきます。つまり、7時に起きたら22〜23時には眠くなるはずなのです。休日に遅く起きると時差ぼけのようなだるさを感じるのは、生活リズムから外れたせいで自律神経が乱れるからです。休日も平日と同じ時間に起きるようにしましょう。

ちなみに、死亡率が最も低い平均睡眠時間は7・5時間といわれています。

寝るときは心地よくリラックス状態で

次に大切なのは、眠る環境です。明るかったり気になる音があったりすると、メラトニンが分泌されず、リズムが狂ってしまいます。室内が冷えすぎたり暑すぎたりすると、浅く短い眠りになってしまいます。また、寝具も眠りの質に大きく影響します。睡眠中は、寝返りをうつなどして日中の体のゆがみをリセットするのですが、やわらかすぎる寝具は寝返りが打ちづらいため、疲れがとれません。やや硬めの寝具のほうがよいでしょう。枕は首の後ろの隙き間が埋まるくらいの高さがベストです。

最後に、寝る前のすごし方。直前までパソコンやスマホの画面など明るい光を見ていると、交感神経が刺激され、眠気が起きにくくなります。大きな音も同様。夜になったら部屋をやや暗めにし、癒し系の音楽や香りなどでリラックスした状態ですごし、就寝前にぬるめのお湯にゆっくりと浸かって体を温め（76ページ参照）、冷めないうちにふとんに入りましょう。

交感神経と副交感神経のバランスとリズム

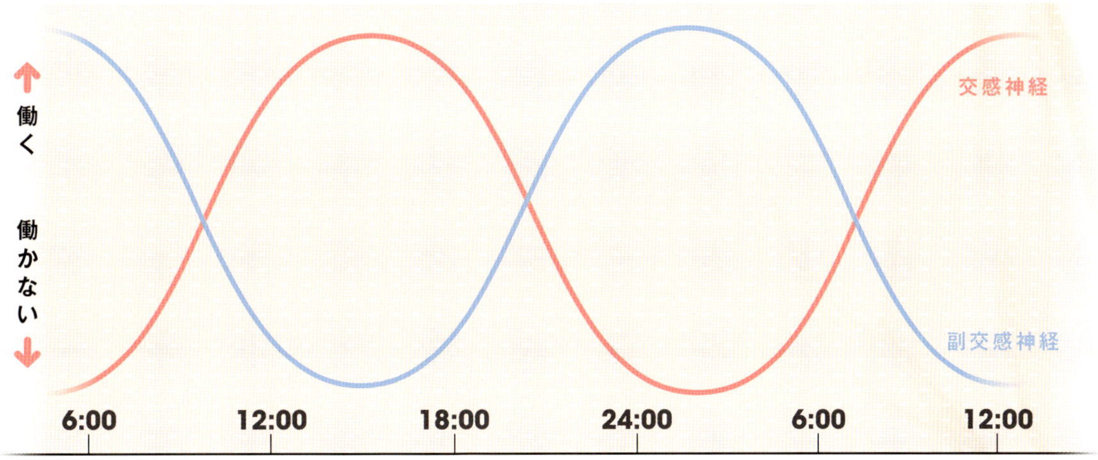

夜、寝ているときは副交感神経が、昼、起きているときは交感神経が、それぞれ優位になります。上のグラフのように、波型に変化し、お互いが補完し合うように体に影響を及ぼしています。

温め習慣

入浴

外から温めるだけでなく体を内側から整える

ぬるめでじっくり肩までが基本！

湯船のお湯に浸かることは、シャワーを浴びるだけでは得られないメリットがたくさんあります。冷え体質の人にとって入浴は、体の外側から体温を上げる、手軽で効果的な方法です。しかし、単に温度の問題だけではありません。

全身に水圧がかかることで血流が促進して体温が上がるうえ、老廃物も排出されるため新陳代謝が上がり、冷えの元となる余分な水分が排出されます。また、リラックス作用があるのでストレス解消にもつながり、自律神経も整います。体内に代謝を活性化させたり免疫力を高めたりするヒートショックプロテイン（ＨＳＰ）が増えるため、冷えを始めとしたトラブルが起きにくい体になります。

とくに夜寝る前の入浴は、睡眠中の若々しさの元である成長ホルモンの分泌がよくなるといわれています。

いくつかのルールをふまえて、毎日のバスタイムを有意義な冷え体質改善タイムにしましょう。

1 お湯の温度は少しぬるめ 38 ～ 40℃がベスト

熱いと交感神経が優位になって眠れなくなるので、夜はぬるめのお湯が基本です。食後は少し時間を置いてから入浴を。

2 10 ～ 30 分程度、ゆっくりと肩まで浸かる

体を温めるという意味では、半身浴よりも肩まで浸かるほうが効果があります。精神的な疲労の回復にもゆったり浴が◎。

3 上がったら 30 分以内におふとんに入る

お風呂から上がったら、湯冷めしないようすぐに衣類を着ましょう。濡れた髪は体温を奪うので、しっかり乾かして。

4 より温まりたいなら入浴剤や植物の力を借りる

炭酸ガス系入浴剤は血管を広げて血流を促進し、無機塩類系入浴剤は高い保温効果を発揮。粗塩やゆず、すりおろしたしょうがも薬湯として体温を上げる効果が。

5 入浴前に体を温めておくと体温上昇効果が高まる

ツボが集中する手と足を 40 ～ 42℃のお湯に浸ける手浴や足浴、ツボに熱刺激を与えるドライヤーお灸がオススメです。顔や髪を洗っているときの足浴も◎。

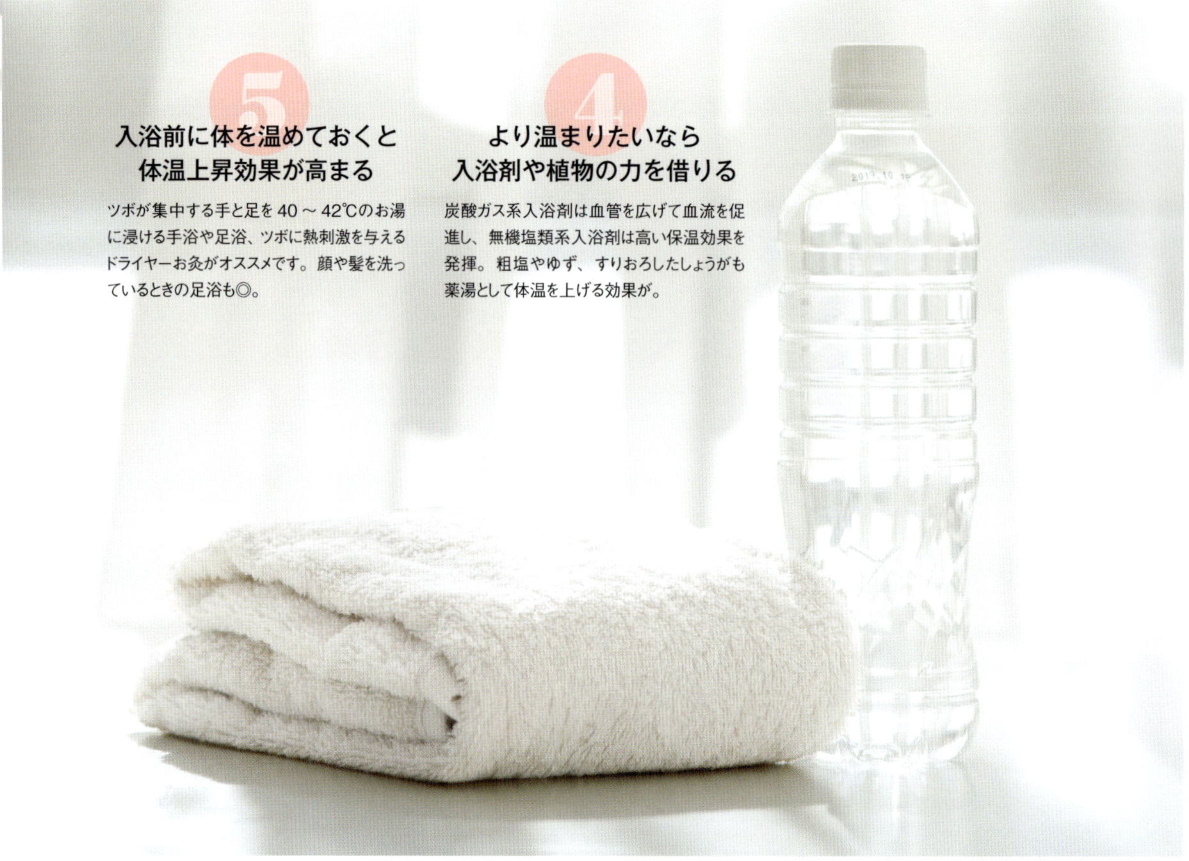

温め習慣

運動

筋肉を増やして熱を生み出す体に

日々の動きを大きくし筋肉をさりげなく強化

筋肉は熱をつくる大切な器官の一つです。筋肉を動かすと熱が発生して体が温かくなります。筋肉が増えれば体温が上がりやすくなり、筋肉をやわらかくほぐせば、血流がよくなって体じゅうに熱を伝える効果が高まります。

熱をつくって巡らす体でいるために、日ごろから軽い運動をしておきましょう。とはいえ、日ごろから運動をしていない人がいきなりハードな筋トレをするのは大変でしょう。まずは、日常生活のなかに少し運動を取り入れてみましょう。

効率よく熱を生む筋肉を強化するなら、大きな筋肉が集まる太ももを使う動きがオススメです。下に置いた洗濯ものを一つ一つしゃがんで手にし、立ち上がって干す動きは、スクワットのような運動になります。毎日30分以上、通勤や買い物の道のりを大股で早歩きするのも十分に筋肉増強につながります。いつものことを、あえて少しだけ面倒な動きにしたり、大きな動きにしたりする気持ちでいいでしょう。

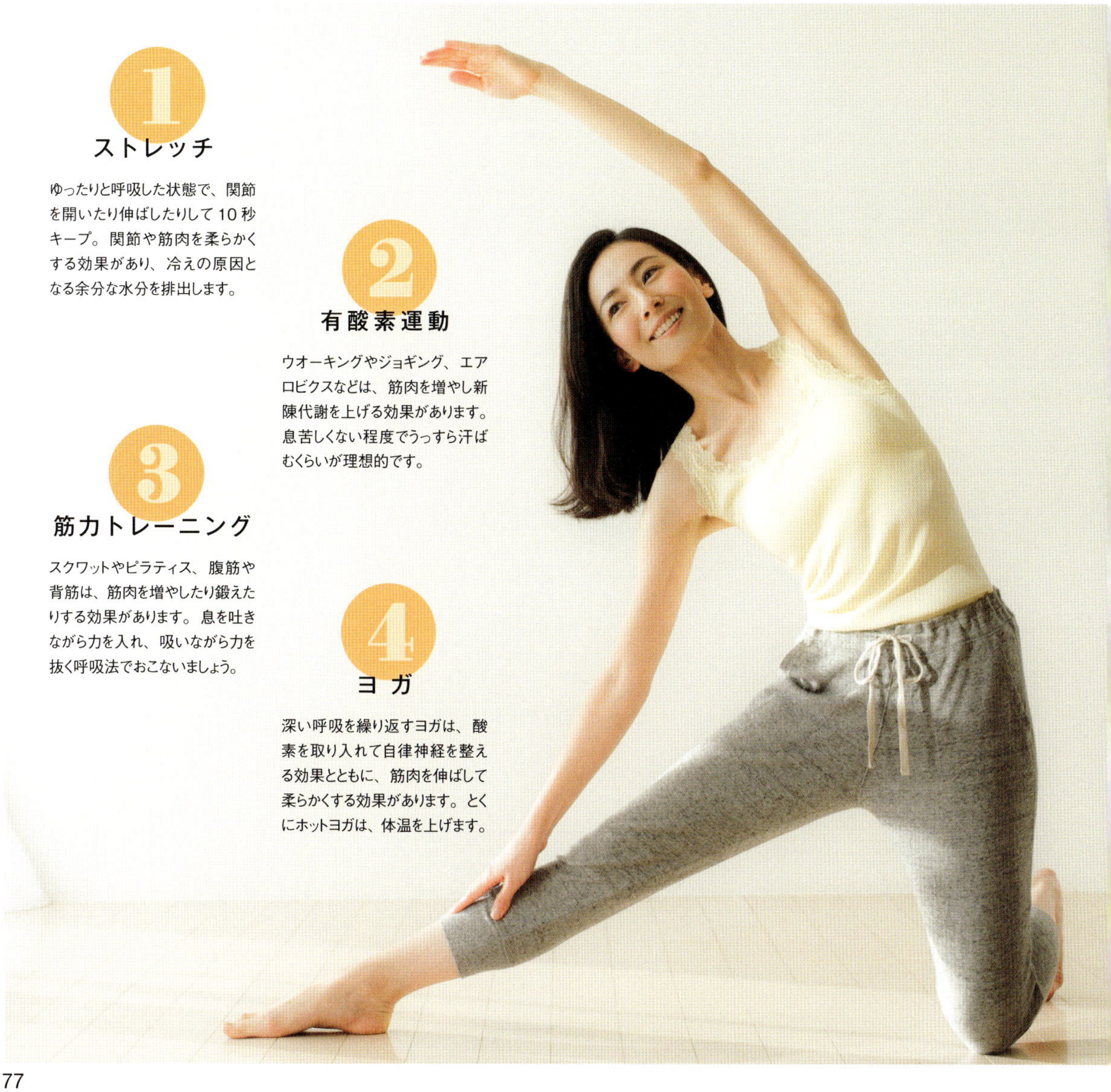

1 ストレッチ

ゆったりと呼吸した状態で、関節を開いたり伸ばしたりして10秒キープ。関節や筋肉を柔らかくする効果があり、冷えの原因となる余分な水分を排出します。

2 有酸素運動

ウオーキングやジョギング、エアロビクスなどは、筋肉を増やし新陳代謝を上げる効果があります。息苦しくない程度でうっすら汗ばむくらいが理想的です。

3 筋力トレーニング

スクワットやピラティス、腹筋や背筋は、筋肉を増やしたり鍛えたりする効果があります。息を吐きながら力を入れ、吸いながら力を抜く呼吸法でおこないましょう。

4 ヨガ

深い呼吸を繰り返すヨガは、酸素を取り入れて自律神経を整える効果とともに、筋肉を伸ばして柔らかくする効果があります。とくにホットヨガは、体温を上げげます。

温め習慣

ストレスオフ

心地よいと思えば自律神経が整う

体温調節ができる自律神経バランスに

体が冷えると自律神経のバランスが崩れてしまいますが、逆に自律神経のバランスが崩れても体温調節がうまくできなくなって冷えにつながってしまいます（自律神経については10〜15ページを参照してください）。

小さなストレスは体にとってよい部分もあるのですが、過剰なストレスや慢性的なストレスは自律神経を乱してしまう原因にもなります。蓄積して自律神経に影響を及ぼし、〝おブス〟や冷えにとどまらず、体調不良や重大な病気などを引き起こす〝魔のスパイラル〟にハマってしまう可能性もあります。

年に1回の海外旅行のためにストレスを抱えてがんばり続けるよりも、小さな癒しや幸せ気分で日常的にちょこちょこ解消し、それで解消しきれなかったときに最終手段として、徹底的なリフレッシュで心身をリセットするくらいがベストです。

慢性的に大きなストレスを抱えているのなら、環境や考え方を変えるなど抜本的な改善も必要です。

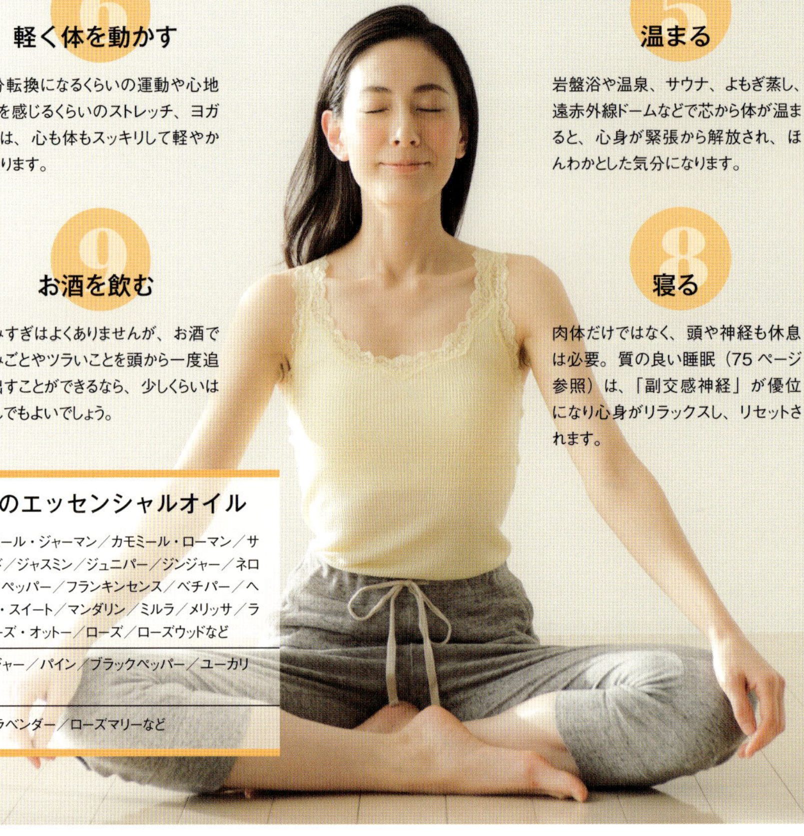

1 好きなことを楽しむ

楽しい気持ちで満たされたり、好きなことに集中していると、嫌なことや悩みごとなど気にかかることを頭から追い出すことができます。

2 のんびりする

何かしなくては！ という強迫観念を一度捨てましょう。心身が疲れきったときは、何もしないという休息の時間も必要です。

3 体をもみほぐす

自分で体をもむのもいいですが、エステティックやマッサージなどプロの手による施術のほうが心地よさを感じやすいかもしれません。

4 非日常を楽しむ

マンネリの生活の中では、ストレスを発散しづらく、ため込みやすくなります。旅行など、いつもとは違う環境や体験は気分転換になります。

5 温まる

岩盤浴や温泉、サウナ、よもぎ蒸し、遠赤外線ドームなどで芯から体が温まると、心身が緊張から解放され、ほんわかとした気分になります。

6 軽く体を動かす

気分転換になるくらいの運動や心地よさを感じるくらいのストレッチ、ヨガなどは、心も体もスッキリして軽やかになります。

7 おいしいものを食べる

空腹の状態が続くと神経がピリピリとしてきますが、お腹が満たされると副交感神経が優位になり、幸せな気持ちが高まります。

8 寝る

肉体だけではなく、頭や神経も休息は必要。質の良い睡眠（75ページ参照）は、「副交感神経」が優位になり心身がリラックスし、リセットされます。

9 お酒を飲む

飲みすぎはよくありませんが、お酒で悩みごとやツラいことを頭から一度追い出すことができるなら、少しくらいは飲んでもよいでしょう。

10 香りを楽しむ

アロマセラピーという施術があるように、香りは自律神経に働きかけます。リラックスやリフレッシュ系の香りがオススメです。

脱“おブス”にオススメのエッセンシャルオイル

リラックスに	イランイラン／オレンジスイート／カモミール・ジャーマン／カモミール・ローマン／サイプレス／サンダルウッド／シダーウッド／ジャスミン／ジュニパー／ジンジャー／ネロリ／パチュリー／プチグレン／ブラックペッパー／フランキンセンス／ベチパー／ヘリクリサム／ベルガモット／マジョラム・スイート／マンダリン／ミルラ／メリッサ／ラベンダー／レモン／レモングラス／ローズ・オットー／ローズ／ローズウッドなど
血行促進に	シナモン・リーフ／ジュニパー／ジンジャー／パイン／ブラックペッパー／ユーカリ／ローズマリーなど
温めに	ジュニパー／シナモン／ジンジャー／ラベンダー／ローズマリーなど

温め習慣

冷やさない

体温の蒸散を防ぎ 外から熱を与える

小さな心がけの積み重ねが大事！

人間は、気温や室温など、体の外の温度が変わっても体温を一定に維持できる仕組みを持った恒温動物。寒さを感じたときに鳥肌が立つのは、体毛を逆立てて空気の層をつくって保温するためと毛穴を閉じて体温が蒸散するのを防ぐため。震えるのは自律神経を動かして体温を上げるため。顔色が悪くなるのは重要な部分の体温低下を防ぐために皮膚への血流が減るため。これらはすべて生理現象です。体が少なからずも生命の危機を感じ始めた証拠でもあります。ここまで体が冷える前に、防寒＆温め対策をしましょう。

ちなみに下に挙げた方法は、クリニックにいらっしゃる冷えに悩まれている方々にもお伝えしていること。一つ一つは簡単でささいなことばかりですが、日々の習慣にすることで、冷え体質が確実に改善していきます。早い人では3週間、遅い人でも2カ月経過したころから冷えを感じなくなり、1カ月半～3カ月後には悩んでいた症状に変化が見え始めます。

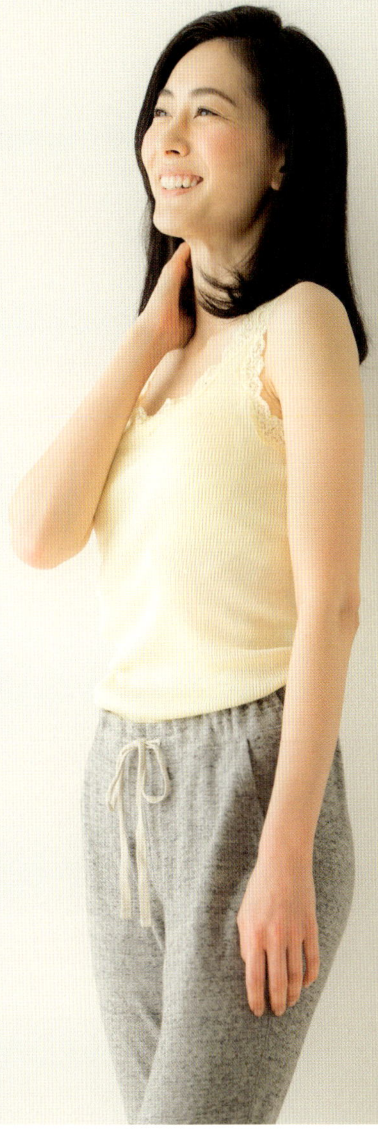

1 温かい飲み物

温かいものを体内に入れることは、物理的に体を温めます。空腹は冷えを感じやすいので、温かいものを軽くとってもよいでしょう。

2 ゆたんぽ、カイロ

狙った場所を温められ、場所を自由に変えられるので便利です。お湯（80℃以下）を入れたペットボトルでも代用できます。

3 足浴・手浴

入浴ができないときや末端の冷えがツラいときは、少し熱めのお湯（40～42℃）に足や手を心地よくなるまで浸けましょう。

4 靴下・レッグウォーマー

室内なら長めの靴下、屋外なら丈長のブーツなどで足首の露出をカバーしましょう。それでも寒さを感じるならレッグウォーマーを。

5 腹巻き

内臓が集まり脂肪が多く、一回冷えると温まりにくいお腹や腰。トップスとボトムスの隙き間からの冷気をカバーしましょう。

6 露出の少ない服

お腹や腰が露出する服やミニ丈のボトムスはもちろん、首まわりや手首、足首の３首が出ないような服を選びましょう。

7 重ね着

とくに寒い時期は、保温や発熱効果のあるインナーを着て対策を。薄手の重ね着は空気の層をつくるので、厚着より防寒になります。

8 エアコン設定はほどほど

室内が寒すぎないように22℃程度にしましょう。夏は少し暑さを感じるくらいの28℃、そのほうが体温調整できる体づくりに効果的です。

参考文献
『病気にならない体をつくる ドライヤーお灸』川嶋朗 著／青山出版社
『冷えを防ぐ30の方法』川嶋朗 監修・室谷良子 指導／宝島社
『決定版！ 体温を上げる健康法』川嶋朗 監修・日本レホルム連盟体温管理士会 編／コスモ21
『ツボにハマろう』長尾和治 著／熊本日日新聞社
『完全図解 手ツボ・足ツボ療法』代田文彦 著／主婦と生活社
『すぐに役立つツボ療法100』李昇著／七つ森書館

キレイが目《め》覚《ざ》める
ドライヤーお灸《きゅう》

2018年 3月 1日 初版第1刷
2018年 5月17日 　　第2刷

著 者 川《かわ》嶋《しま》 朗《あきら》

発行者 坂本桂一

発行所 現代書林
〒162-0053 東京都新宿区原町3-61 桂ビル
TEL／代表 03(3205)8384
振替 00140-7-42905
http://www.gendaishorin.co.jp/

編集協力／秋葉樹代子
モデル／田村るいこ
ヘアメイク／尾花ケイコ
スタイリング／菊島聖美
人物撮影／永谷知也（ウィルクリエイティブ）
料理制作・レシピ制作／萩原カオリ
料理撮影／康輔、垂井俊憲
撮影協力／アンナフォト、フジフォトハウス
イラスト／ miya
装丁デザイン／ FLAMINGO STUDIO INC.
撮影協力／ SALON by PJ、GHITA、ROCKPORT

印刷・製本 ㈱シナノパブリッシングプレス

ISBN978-4-7745-1685-1 C0047